JN125899

血尿診断ガイドライン 2023

血尿診断ガイドライン改訂委員会

日本腎臓学会
日本泌尿器科学会
日本小児腎臓病学会
日本医学放射線学会
日本臨床検査医学会
日本臨床衛生検査技師会

序

　わが国では母子保健法，1歳6ヵ月健康診査，学校保健法，労働安全衛生法，老人保健法などに基づき，生涯にわたり検尿を受けることが可能です。腎泌尿器疾患はときに症状に乏しく，検尿での異常所見が疾患発見の契機となることが少なくありません。そして，検尿において血尿が認められた場合は，その時代の状況に即した考え方や検査法によって診断を進めていく必要があります。

　2006年に日本腎臓学会，日本泌尿器科学会，日本小児腎臓病学会，日本臨床検査医学会，日本臨床衛生検査技師会が合同で「血尿診断ガイドライン」を作成しました。7年後に「血尿診断ガイドライン2013」として改訂されましたが，それからさらに10年が経過し，血尿診断に関するエビデンスも蓄積され，海外における血尿の診断プロセスにも改変を認めることから，再び本ガイドラインを改訂することになりました。血尿診断には画像診断技術が欠かせないことから，本改訂より日本医学放射線学会にも改訂委員会に参画していただくこととしました。

　血尿は内科的腎疾患や泌尿器疾患に起因するものであり，その診断プロセスは多岐にわたっています。そこで本ガイドライン作成にあたっては，血尿診断に役立つ実用的なガイドライン，研修医から関連各診療科の専門医まで，広く活用できるガイドラインを目指してきました。

　本改訂は「Minds診療ガイドライン作成マニュアル2020 ver. 3.0」に準拠しました。当初は4つのCQを想定してシステマティックレビューを行いましたが，検討段階で3つのCQに設定され，それ以外はBQ（背景疑問，background question）またはGPS（good practice statement）として記載しています。診断アルゴリズムに関しては，領域横断的に検討を重ね，本書に記載のとおりのアルゴリズムとなりました。また，コロナ禍の下での改訂作業であったことから，最終章で新型コロナワクチンと血尿について記載しています。肉眼的血尿の定義についても議論がなされた結果，BQ 1に記載することとしました。残された課題も少なくありませんが，最新の血尿診断ガイドラインとなっています。

　スコープ作成からシステマティックレビュー，CQ/BQ作成とさまざまな局面でご指導をいただきました日本医療機能評価機構客員研究主幹の森實敏夫先生には深く感謝申しあげます。最後まで粘り強く改訂作業に取り組んでいただいた作成委員ならびに協力委員の皆様，システマティックレビューでご協力いただきました日本医学図書館協会診療ガイドラインワーキンググループの阿部信一先生，関連学会査読でご意見をいただきました皆様，心より御礼申しあげます。最後に改訂委員会事務局をご担当いただいた小路直先生，日本腎臓学会事務局の矢﨑和歌子様に，この場をお借りして感謝申しあげます。

2023年6月

血尿診断ガイドライン改訂委員会委員長
東海大学医学部外科学系腎泌尿器科学
宮嶋　哲

刊行にあたって

　血尿の原因には，糸球体腎炎などの腎臓内科・小児科領域の疾患，尿路結石や膀胱癌などの泌尿器科領域の疾患などさまざまなものがあります。このため，早期の適切な診断と治療介入が重要です。

　「血尿診断ガイドライン」は2006年に作成され，2013年に改訂されました。今回の10年ぶりの改訂にあたっては，委員長の宮嶋哲先生のリーダーシップの下で複数の学会の多くの関係者が分野横断的かつ多角的に詳細な検討を加えました。本ガイドラインの作成に貢献された皆様に，心より感謝申しあげます。

　多様な要因により引き起こされる血尿に対して臨床診断を的確に行うに際し，本ガイドラインは，血尿の診断アルゴリズムを含めて，日常臨床の現場における有効なツールとなるものです。血尿患者を扱うかかりつけ医や専門医の先生方を含む，すべての臨床医の皆様によって本ガイドラインが活用され，国民の健康長寿の達成に役立つことを願っています。

2023年6月

一般社団法人日本腎臓学会理事長
南学正臣

目　次

略語表

ANCA	anti-neutrophil cytoplasmic antibody	抗好中球細胞質抗体
APSGN	acute poststreptococcal glomerulonephritis	溶連菌感染後急性糸球体腎炎
AUA	American Urological Association	米国泌尿器科学会
CAKUT	congenital anomalies of the kidney and urinary tract	先天性腎尿路異常
HPF	high power field	強拡大視野
IgAVN	IgA vasculitis with nephritis	IgA血管炎関連腎炎
SUFU	Society of Urodynamics, Female Pelvic Medicine and Urogenital Reconstruction	尿力学および女性の骨盤医療と尿路生殖器再建協会

改訂のプロセス

　近年，診療ガイドラインの多くは『Minds診療ガイドライン作成マニュアル2020 ver. 3.0』[1] に基づいて作成や改訂が行われており，本ガイドラインも同様の方法で改訂作業を行った。

　「血尿診断ガイドライン」の目的は，血尿の原因疾患の診断について指針を提示することである。以下に本ガイドライン改訂プロセスの概要を示す。

1．改訂に向けての準備

　改訂の準備は以下の5つのステップで行われた。ステップ1：ガイドライン改訂委員会の設置／ステップ2：改訂の手順およびスケジュールの決定（おおよその予定）／ステップ3：COI（conflict of interest：利益相反）管理方針の決定／ステップ4：予算の準備／ステップ5：ガイドライン改訂組織の編成。

　改訂にあたり，内科，泌尿器科，小児科，画像診断，検査の各領域からガイドライン作成委員を選定し，内諾を得たのち，作成委員候補者の所属する学会（日本腎臓学会，日本泌尿器科学会，日本小児腎臓病学会，日本医学放射線学会，日本臨床検査医学会，日本臨床衛生検査技師会）に対して協力を依頼した。その後，Minds客員研究主幹の森實敏夫先生の指導の下，改訂手順とスケジュールの概要を決定した。

　COIについては自己申告書に基づき開示を行うという方針を決定した。改訂の主な費用として，CQ作成にあたっての文献検索に要する費用と，指導いただく方への謝礼が想定され，これらに基づき予算を作成した。さらに協力委員を加えて，ガイドライン改訂委員会の編成を行った（**表1**）。

2．スコープの作成（診療ガイドラインの企画書作成）

　診療ガイドラインのいわば企画書に該当するスコープは，以下の7つのステップで作成された。ステップ1：スコープ作成方針の決定／ステップ2：疾患トピックの基本的特徴の整理／ステップ3：重要臨床課題clinical question（CQ）設定／ステップ4：その他の事項（目的，利用者・施設，カバーする範囲）の決定／ステップ5：システマティックレビューに関する事項の決定／ステップ6：推奨作成から最終化，公開までに関する事項の決定／ステップ7：スコープの確定。

　CQの作成にあたっては，確立された方法であるシステマティックレビューにより，研究論文などのエビデンスを系統的な方法で収集し，採用されたエビデンスの全体をエビデンス総体として評価し統合することが求められる[1]。また，介入により生じる「益と害（benefit and harm）のバランス」についても言及することの重要性が強調されている[1]。

　これらの観点から，本ガイドラインの目的をふまえ，臨床的な介入の可否を迷う課題についてエビデンスを示すことが可能な内容をCQとし，臨床現場で行うべき診療行為とされるがエビデンスという形でデータを示すことが難しい内容は，改訂委員会全体の協議により，背景疑問background question（BQ）として記載することとした。

3．CQ作成のためのシステマティックレビュー，および推奨作成

　診療ガイドライン作成においてシステマティックレビューは，中立的立場からエビデンス総体の強さを評価し，推奨を決定することを目的としている。特に注意すべき点は，CQに対する網羅的文献検索と文献採用基準が求められること，益と害のアウトカムの両

表1 血尿診断ガイドライン改訂委員会

役職	氏名	所属学会	所属
委員長	宮嶋 哲	日本腎臓学会，日本泌尿器科学会	東海大学医学部外科学系腎泌尿器科学
作成委員 （50音順）	青木良輔	日本腎臓学会	順天堂大学大学院医学研究科腎臓内科学
	旭 浩一	日本腎臓学会	岩手医科大学医学部内科学腎・高血圧内科
	菊地栄次	日本泌尿器科学会	聖マリアンナ医科大学医学部腎泌尿器外科学
	菊池春人	日本臨床検査医学会	済生会横浜市東部病院臨床検査科
	近藤正英	日本腎臓学会	筑波大学医学医療系保健医療学域保健医療政策学・医療経済学
	陣崎雅弘	日本医学放射線学会，日本泌尿器科学会	慶應義塾大学医学部放射線科学
	鈴木祐介	日本腎臓学会	順天堂大学大学院医学研究科腎臓内科学
	坪井直毅	日本腎臓学会	藤田医科大学医学部腎臓内科学
	中川 徹	日本泌尿器科学会	帝京大学医学部泌尿器科学
	西山博之	日本泌尿器科学会	筑波大学医学医療系臨床医科学域腎泌尿器外科学
	松山豪泰	日本泌尿器科学会	JA山口厚生連長門総合病院
	三浦健一郎	日本小児腎臓病学会，日本腎臓学会	東京女子医科大学医学部腎臓小児科
	油野友二	日本臨床衛生検査技師会，日本腎臓学会，日本臨床検査医学会	北陸大学医療保健学部医療技術学科
	和田隆志	日本腎臓学会	金沢大学大学院腎臓内科学
事務局	小路 直	日本腎臓学会，日本泌尿器科学会	東海大学医学部外科学系腎泌尿器科学
協力委員 （50音順）	梅田良祐	日本腎臓学会	藤田医科大学医学部腎臓内科学
	大島 恵	日本腎臓学会，日本臨床検査医学会	金沢大学大学院腎臓内科学
	金子智之	日本泌尿器科学会	帝京大学医学部泌尿器科学
	木村友和	日本泌尿器科学会	筑波大学医学医療系臨床医科学域腎泌尿器外科学
	重里 寛	日本医学放射線学会	大阪医科薬科大学医学部放射線診断学
	白石晃司	日本泌尿器科学会	山口大学医学部医学科泌尿器科学
	菅原典子	日本小児腎臓病学会，日本腎臓学会	東北大学医学部小児科
	坪井伸夫	日本腎臓学会	東京慈恵会医科大学医学部腎臓・高血圧内科
	遠山直志	日本腎臓学会	金沢大学大学院腎臓内科学
	中本 篤	日本医学放射線学会	大阪大学大学院医学系研究科放射線医学
	長谷川政徳	日本腎臓学会，日本泌尿器科学会	東海大学医学部外科学系腎泌尿器科学
	早川 望	日本泌尿器科学会	聖マリアンナ医科大学医学部腎泌尿器外科学
	平野大志	日本小児腎臓病学会	東京慈恵会医科大学医学部小児科学
	松本洋明	日本泌尿器科学会	山口県立総合医療センター泌尿器科，山口大学医学部特別医学研究員
	吉川和寛	日本腎臓学会	岩手医科大学医学部内科学腎・高血圧内科

方が重要視されること，同じ研究でもアウトカムが異なると質の評価が異なること，同じ研究が異なるアウトカムに対して適用される可能性があることで，そのため文献管理を一元的に行う工夫が必要となる[1]。

　本改訂版作成にあたっては，スコープで取り上げた重要臨床課題，CQ の構成要素（P: patients, problem, population, I: interventions, C: comparisons, controls, O: outcomes），作成した CQ，キーワード，およびキー論文を含む文献検索シートを作成し，1970年1月1日〜 2021年3月31日の検索期間で日本医学図書館協会に文献検索を依頼した。

検索された文献は，まず一次スクリーニングとして，タイトル，アブストラクトから CQ の内容に合致しないもの，採用基準に合致しないものを除外した。次に二次スクリーニングとして，フルテキストを読み，選択基準に合った論文を選び，採用論文を決定した。システマティックレビューの結果は CQ 作成テンプレートにまとめられた。適切な論文が検索されなかった場合，または検索されたすべての論文の質が高くなかった場合など，将来的な研究が必要と判断される場合は，future research question として記載された。

　CQ における「エビデンスの確実性」と「推奨の強さ」については，EtD フレームワーク，および SR 評価シートを用いて決定した。EtD フレームワークは推奨決定のための「価値評価テーブル」とも呼ばれ，エビデンスから推奨を導くために利用される。

　なお，エビデンスの確実性は以下のとおり 4 つのレベルに分類し，これをもとに益と害と負担のバランスを考慮して，推奨の強さを 4 段階のいずれかに決定した。

【エビデンスの確実性】
　A（強）：効果の推定値が推奨を支持する適切さに強い確信がある。
　B（中）：効果の推定値が推奨を支持する適切さに中等度の確信がある。
　C（弱）：効果の推定値が推奨を支持する適切さに対する確信は限定的である。
　D（非常に弱い）：効果の推定値が推奨を支持する適切さはほとんど確信できない。

【推奨の強さ】
　該当なし
　強い
　弱い
　推奨なし

4. 改訂に伴う追加項目の検討

　成人の血尿診断アルゴリズムは各領域（内科領域，泌尿器科領域，検査領域，画像診断領域）の作成委員と協力委員の意見を調整して作成し，小児の血尿診断アルゴリズムは小児科領域の作成委員と協力委員が作成した。アルゴリズムにおける個別の記載事項について，該当する CQ および BQ を明示した。

　本改訂版における診断の対象は顕微鏡的血尿であるが，肉眼的血尿は尿路上皮癌の危険因子の一つであり，肉眼的血尿についても記載することが適当と考えられた。そこで，肉眼的血尿を呈する疾患について，「内科として注意すべき肉眼的血尿」，「泌尿器科として注意すべき肉眼的血尿」として，good practice statement（GPS）という形で記載した。GPS とは，「診療上の重要度の高い医療行為について，新たにシステマティックレビューを行わなくとも，明確な理論的根拠や大きな正味の利益があると，診療ガイドライングループが判断した医療行為を提示するもの」と定義される[1]。GPS の記載は本ガイドラインにおける初めての試みであり，臨床現場に有用な情報を提供することが期待される。

　本改訂中に，新型コロナウイルス感染症に対するワクチン接種により IgA 腎症の患者に肉眼的血尿が出現したことが報告された。新型コロナ感染症の今後の動向については予測困難であるが，本改訂版でも触れることが適当であると判断し，第 IV 章として掲載した。

5. 外部評価

　改訂版の草案作成後は日本腎臓学会，日本泌尿器科学会，日本小児腎臓病学会，日本医学放射線学会，日本臨床検査医学会，日本臨床衛生検査技師会に査読を依頼した。さらに

表2　本ガイドライン改訂の費用と資金提供者

費用項目	費　用	資金提供者
委員会費（講師謝金）	60,000円	日本腎臓学会
文献検索	90,000円	日本腎臓学会
文献入手	14,887円	日本腎臓学会
転載許諾料・申請料	1,205,622円	日本腎臓学会

草案を日本腎臓学会のウェブサイトにて公開し，パブリックコメントを募った。

6．承　認

　各学会での査読とパブリックコメントの後，日本腎臓学会，日本泌尿器科学会，日本小児腎臓病学会，日本医学放射線学会，日本臨床検査医学会，日本臨床衛生検査技師会の理事会にて承認された。

7．資金源とガイドライン作成者の利益相反

　本改訂版作成のための資金はすべて日本腎臓学会が負担した（**表2**）。資金は協力講師への謝金，文献検索，文献入手，転載許諾料・申請料に使用された。本改訂版の作成委員と協力委員に報酬は支払われていない。なお，会議はすべてウェブにて行われた。

　作成委員・協力委員の利益相反を**表3**に示す。日本腎臓学会，日本泌尿器科学会，日本小児腎臓病学会，日本医学放射線学会，日本臨床検査医学会，日本臨床衛生検査技師会の利益相反に関する指針・細則・報告事項については，各学会のウェブサイトに掲載する。

8．謝　辞

　本改訂にあたっては，公益財団法人日本医療機能評価機構EBM医療情報部（Minds）研究主幹の森實敏夫先生に多大なるご指導をいただきました。また，客観性を担保するために，オブザーバーとして横尾隆先生にご参加いただきました。血尿診断ガイドライン改訂委員会一同，心より御礼申しあげます。

【文　献】

1. Minds診療ガイドライン作成マニュアル編集委員会編. Minds診療ガイドライン作成マニュアル2020 ver. 3.0. 2020

表3 利益相反（COI）開示（2020～2022年）

氏 名	所 属	利益相反	1.企業の役員・顧問報酬	2.株式保有・利益	3.特許使用料	4.日当・講演料	5.原稿料	6.研究費（産学共同研究・受託研究・治験・その他）	7.奨学寄付金	8.寄付講座	9.その他報酬（旅行・贈答品など研究と無関係のもの）
血尿診断ガイドライン改訂委員会 作成委員											
宮嶋 哲	東海大学医学部外科学系腎泌尿器科学	無									
青木良輔	順天堂大学大学院医学研究科腎臓内科学	無									
旭 浩一	岩手医科大学医学部内科学腎・高血圧内科	無									
菊地栄次	聖マリアンナ医科大学医学部腎泌尿器外科学	有				MSD，アステラス製薬，メルクバイオファーマ，日本化薬，ファイザー，ブリストル・マイヤーズ スクイブ		アステラス製薬，ヤンセンファーマ，中外製薬			
菊池春人	済生会横浜市東部病院臨床検査科	無									
近藤正英	筑波大学医学医療系保健医療学域保健医療政策学・医療経済学	無									
陣崎雅弘	慶應義塾大学医学部放射線科学	無									
鈴木祐介	順天堂大学大学院医学研究科腎臓内科学	無									
坪井直毅	藤田医科大学医学部腎臓内科学	有				アストラゼネカ，キッセイ薬品工業		協和キリン，サノフィ，全薬工業，ノバルティスファーマ	大塚製薬，協和キリン，住友ファーマ，中外製薬，帝人ファーマ，鳥居薬品，日本ベーリンガーインゲルハイム		
中川 徹	帝京大学医学部泌尿器科学	有				アストラゼネカ，アステラス製薬			武田薬品工業		
西山博之	筑波大学医学医療系臨床医科学域腎泌尿器外科学	無									
松山豪泰	JA山口厚生連長門総合病院	有				ヤンセンファーマ，バイエル薬品，アストラゼネカ，アステラス製薬，メルクバイオファーマ		ヤンセンファーマ	ヤンセンファーマ		
三浦健一郎	東京女子医科大学医学部腎臓小児科	無									
油野友二	北陸大学医療保健学部医療技術学科	無									
和田隆志	金沢大学大学院腎臓内科学	有							中外製薬，協和キリン，田辺三菱製薬，バイエル薬品		
血尿診断ガイドライン改訂委員会 作成事務局											
小路 直	東海大学医学部外科学系泌尿器科学	無									
血尿診断ガイドライン改訂委員会 協力委員											
梅田良祐	藤田医科大学医学部腎臓内科学	無									
大島 恵	金沢大学大学院腎臓内科学	無									
金子智之	帝京大学医学部泌尿器科学	無									
木村友和	筑波大学医学医療系臨床医科学域腎泌尿器外科学	無									
重里 寛	大阪医科薬科大学医学部放射線診断学	無									
白石晃司	山口大学医学部医学科泌尿器科学	無									
菅原典子	東北大学医学部小児科	無									
坪井伸夫	東京慈恵会医科大学医学部腎臓・高血圧内科	無									
遠山直志	金沢大学大学院腎臓内科学	無									
中本 篤	大阪大学大学院医学系研究科放射線医学	無									
長谷川政徳	東海大学医学部外科学系腎泌尿器科学	無									
早川 望	聖マリアンナ医科大学医学部泌尿器外科学	無									
平野大志	東京慈恵会医科大学医学部小児科学	無									
松本洋明	山口県立総合医療センター泌尿器科，山口大学医学部特別医学研究員	無									
吉川和寛	岩手医科大学医学部内科学腎・高血圧内科	無									

申告者の配偶者，一親等内の親族，または収入・財産を共有する者の申告事項は全委員「該当なし」。
申告者の所属する研究機関・部門（研究機関，病院，学部またはセンターなど）の長にかかる申告事項は全委員「該当なし」。

I

血尿の定義と検査法

BQ 1 血尿の定義はどのようにすべきか？

要　約

「肉眼的血尿」は，尿が鮮紅色～暗赤褐色を呈し，尿 1 L 中に血液 1 mL 以上を含むものをいう。肉眼的血尿では，手技上の問題などによる溶血がない場合は，遠心すればほぼ無色の上清が得られ，沈渣に赤血球を認めることが一般的である。ただし，臨床実地では全ての患者に対して遠心を行うことは困難であるため，肉眼的に尿が鮮紅色～暗赤褐色を呈するものを便宜的に肉眼的血尿と判断することもありうる。

「顕微鏡的血尿」は，肉眼では血尿を認めないが，尿沈渣検査法にて尿中赤血球 5 個/HPF 以上，無遠心尿での測定では尿中赤血球 20 個/μL 以上認めるものをいう。

【解　説】

血尿（顕微鏡的血尿）は従来，本邦では日本臨床検査標準協議会（JCCLS）の「尿沈渣検査法 2010（JCCLS GP1-P4）」[1]による尿中赤血球数の基準値が 4 個/HPF 以下であることから，「尿沈渣検査法にて尿中赤血球 5 個/HPF 以上」と定義されている。一方，AUA/SUFU ガイドライン[2]など諸外国では尿中赤血球 3 個/HPF 以上とする指針[3-6]も散見されるが，本邦とは標本作製法が異なること，特に遠心力と遠心時間[7,8]の違いが原因と考えられる[9]。

尿沈渣標本の作製や鏡検自体の有する精度上の問題の根本的な解決は難しく，無遠心尿における赤血球数の算定がより合理的であることから，尿中赤血球 20 個/μL 以上が血尿（顕微鏡的血尿）と考えられている。

【文　献】

1. 日本臨床検査標準協議会（JCCLS）尿沈渣検査法編集委員会. 尿沈渣検査法 2010（JCCLS GP1-P4）. 日本臨床衛生検査技師会，2011.
2. Barocas DA, Boorjian SA, Alvarez RD, et al. Microhematuria: AUA/SUFU Guideline. J Urol. 2020; 204: 778-786.
3. Linder BJ, Bass EJ, Mostafid H, et al. Guideline of guidelines: asymptomatic microscopic haematuria. BJU Int. 2018; 121: 176-183.
4. Davis R, Jones JS, Barocas DA, et al. Diagnosis, evaluation and follow-up of asymptomatic microhematuria（AMH）in adults: AUA guideline. J Urol. 2012; 188: 2473-2481.
5. Nielsen M, Qaseem A. Hematuria as a Marker of Occult Urinary Tract Cancer. Ann Intern Med. 2016; 165: 602.
6. Kassouf W, Aprikian A, Black P, et al. Recommendations for the improvement of bladder cancer quality of care in Canada: A consensus document reviewed and endorsed by Bladder Cancer Canada（BCC）, Canadian Urologic Oncology Group（CUOG）, and Canadian Urological Association（CUA）, December 2015. Can Urol Assoc J. 2016; 10: E46-E80.
7. NCCLS. Urinalysis and Collection, Transportation, and Preservation of Urine Specimens; Approved Guideline—Second Edition. NCCLS document GP16-A2（ISBN 1-56238-448-1）. NCCLS, 2001.
8. European Confederation of Laboratory Medicine. European urinalysis guidelines. Scand J Clin Lab Invest Suppl. 2000; 231: 1-86.
9. 油野友二，神田七瀬，澤井咲月，他. 標本の精度管理から考える尿沈渣検査の課題―標本作製における相対的遠心力の影響―. 北陸大学紀要. 2021; 51: 135-141.

BQ 2 | 尿中赤血球形態で糸球体性血尿は鑑別できるか？

| 要約 | 糸球体性血尿では尿中赤血球の形と大きさが多彩であり，尿中赤血球形態情報は血尿の由来を考えるために有用である。ただし，形態的に糸球体性血尿が疑われる場合でも，糸球体以外の尿路系疾患が存在する可能性を否定できない。また，すべての血尿について糸球体性か非糸球体性かの鑑別が可能とは限らない。 |

【解 説】

尿中赤血球は一般に大きさが 6〜8 μm の中央がくぼんだ円盤状で，ヘモグロビンの含有により淡い黄色調を呈している。しかし，浸透圧や pH など尿の性状によってさまざまな形態を示し，高浸透圧尿または低 pH 尿では萎縮状を，低浸透圧尿または高 pH 尿では膨化状や脱ヘモグロビン状（ゴースト状）を呈する。このような尿の性状によって起こる尿中赤血球の形態変化は，同一標本においては均一で単調であることが多い。一方，赤血球がコブ・ドーナツ状，標的・ドーナツ状など同一標本において多彩な形態を呈し，大きさが大小不同または小球性を示していることがあり，このような症例では赤血球円柱やその他の円柱と混在して出現することがある。なお，尿中赤血球の形態については次ページ以降の「付記：尿中赤血球形態の判定基準」を参照のこと。

尿中赤血球の形態学的特徴と腎生検所見などとの関連性は，1979 年の Birch & Fairley[1] 以来数多く報告されている。非糸球体性血尿（下部尿路出血などによる）では赤血球は萎縮状，円盤状などの形態を示し，多少の大小不同はあるが形態はほぼ均一である。またヘモグロビン色素に富むことも多い。このような赤血球を均一赤血球（isomorphic RBC，非糸球体型赤血球*）と呼ぶ。

これに対して糸球体性血尿では，赤血球円柱など種々の円柱や蛋白尿を伴うことが多く，赤血球は前述のようなコブ・ドーナツ状，標的状など多彩な形態を示すことが多い。このような赤血球を変形赤血球（dysmorphic RBC，糸球体型赤血球*）と呼ぶ。特にドーナツ状，有棘状などと表現されている形態を示す赤血球の出現は，数量が少なくても糸球体性血尿の診断的価値が高いことが 1991 年 Kohler ら[2] により報告され，それ以後は一般的な承認事項となっている[3,4]。

変形赤血球の正確な発生機序は不明だが，異常糸球体基底膜を通過した後，浸透圧と pH が常に変化し上皮が破壊されている尿細管を通ることで，赤血球表面蛋白や基底膜蛋白が消失または融解，分解されて形成されると考えられている。

赤血球形態の観察方法とその評価は，諸外国では位相差顕微鏡を用いての報告が多いが，本邦では光学顕微鏡を用いて尿沈渣検査と同時に行うのが一般的である。また，フローサイトメトリー法を用いた尿中有形成分分析装置による測定が可能な施設も増えている。いずれの方法でもすべての血尿について糸球体性か非糸球体性かの鑑別が可能とは限らず，形態的に糸球体性血尿が疑われる場合でも非糸球体性血尿を否定できない[3,5]。

*日本臨床検査標準協議会（Japanese Committee for Clinical Laboratory Standards: JCCLS）「尿沈渣検査法 2010」の「尿中赤血球形態の判定基準」にて推奨している表現。

【文 献】

1. Birch DF, Fairley KF. Haematuria: glomerular or non-glomerular? Lancet. 1979; 314: 845-846.
2. Köhler H, Wandel E, Brunck B. Acanthocyturia—A characteristic marker for glomerular bleeding. Kidney Int. 1991; 40: 115-120.
3. Offringa M, Benbassat J. The value of urinary red cell shape in the diagnosis of glomerular and post-glomerular haematuria. A meta-analysis. Postgrad Med J. 1992; 68: 648-654.
4. Saito T, et al. Microscopic examination of urinaly red blood cells for a diagnosis of the souce of hematuria: a reappraisal. Eur J Lab Med. 1999; 7: 55-60.
5. Crop MJ, de Rijke YB, Verhagen PC, et al. Diagnostic value of urinary dysmorphic erythrocytes in clinical practice. Nephron Clin Pract. 2010; 115: c203-c212.

【付 記】

尿中赤血球形態の判定基準（2010）

日本臨床検査標準協議会 JCCLS
尿検査標準化委員会
尿沈渣検査法検討委員会
尿中赤血球形態判定基準委員会

尿中赤血球形態

　尿中赤血球形態情報は，血尿の由来を考えるためのひとつの情報である。本判定基準では，赤血球形態の用語と判定基準を示す。報告にあたっては個々の形態だけではなく尿沈渣全体のパターンを把握することが大切であり，すべての血尿について分類できるとは限らないことを認識する必要がある。

　尿中赤血球形態の表現は，非糸球体型赤血球（均一赤血球：isomorphic RBC）と糸球体型赤血球（変形赤血球：dysmorphic RBC）とする。また，赤血球形態情報は以下を標準とするが，各施設内で協議のもと変更することができる。

尿中赤血球の分類

　日常検査では，非糸球体型赤血球と糸球体型赤血球に分類することを原則とする。形態の特徴を明確に把握するために以下のごとく，非糸球体型赤血球を4分類，糸球体型赤血球を3分類に大別することが望ましい。

■非糸球体型赤血球

円盤状赤血球

典型・円盤状赤血球

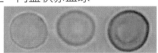

膨化・円盤状赤血球

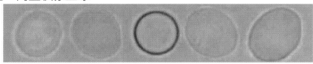

膨化・円盤状赤血球のなかには辺縁が厚くドーナツ状を示すものが認められる。しかし，糸球体型赤血球のドーナツ状不均一赤血球と異なり，ドーナツ状の辺縁は均一である。

萎縮・円盤状赤血球

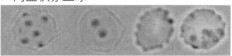

萎縮とは，小型になった形状の意味ではない。低浸透圧下で円盤状に大きく広がった赤血球が，その後，高浸透圧下で萎縮することにより辺縁がギザギザした形状である。従来，金平糖状といわれている辺縁がギザギザした赤血球の形態も萎縮とする。

球状赤血球

球状赤血球

萎縮・球状赤血球

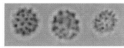

コブ・球状赤血球

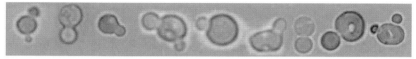

コブ・球状赤血球が検出された場合は，背景にコブ部分の分離した赤血球の断片が同時に出現していることが一般的である。これら赤血球の断片は赤血球としてカウントしない。

円盤・球状移行型赤血球

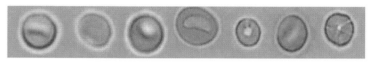

膜部顆粒成分凝集状脱ヘモグロビン赤血球

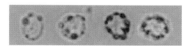

前立腺生検実施後の尿や多発性のう胞腎患者尿では，通常の脱ヘモグロビン状の赤血球形態とは異なり，膜部辺縁に凝集状の顆粒成分が認められる。

■糸球体型赤血球

ドーナツ状不均一赤血球

ドーナツ状不均一赤血球

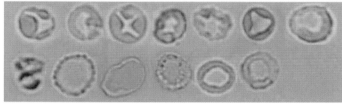

標的・ドーナツ状不均一赤血球

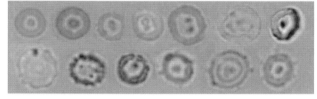

コブ・ドーナツ状不均一赤血球

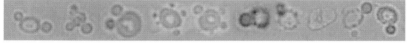

コブ・ドーナツ状不均一赤血球が検出された場合は，コブ・球状赤血球と同様，背景にコブ部分の分離した赤血球の断片が同時に出現していることがある。これら赤血球の断片は赤血球としてカウントしない。

有棘状不均一赤血球

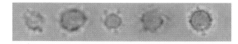

ドーナツ・有棘状不均一混合型赤血球

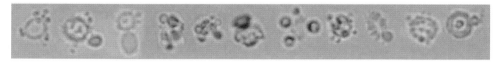

≪注意事項≫

①分類に用いている膨化や萎縮の用語は大きさを表しているのでなく，最終的な赤血球の状態を意味するものであり，膨化は広がった状態，萎縮は萎んだ状態である。

②糸球体型赤血球が小球状を示す要因は，ネフロン(糸球体・尿細管)通過の際に生じる赤血球の断片化が第一に考えられる。

尿中赤血球形態の判定基準

　光学顕微鏡による無染色観察を前提として，赤血球の形態から判断する。糸球体型赤血球に判定する場合は，400 倍 1 視野に認められる赤血球の中で，糸球体型赤血球と判定できる赤血球が 5〜9 個/HPF 以上認められた場合から判定する。

　判定にあたっては，「糸球体型赤血球・大部分」，「糸球体型赤血球・中等度混在」，「糸球体型赤血球・少数混在」の 3 段階に分類する。分類基準は，全体の赤血球数に対する糸球体型赤血球数のランクにより分類する。

　ただし，赤血球数が 5〜9 個/HPF の場合で，糸球体型赤血球数が半数認められるときは，「糸球体型赤血球・中等度混在」として報告する。

≪注意事項≫

　　糸球体型赤血球の出現パターンには，多彩性がなく大部分が直径 2〜4 μm と小球状を呈することがある。このような場合は，小さくても赤血球としてカウントする。これらは詳細に観察すると，糸球体型赤血球の特徴が一部にみられる。少数ながらコブ・ドーナツ状不均一赤血球も確認することができる。

表　糸球体型赤血球形態の3段階分類基準表

全体の赤血球数 / 糸球体型赤血球数	5〜9個/HPF	10〜19個/HPF	20〜29個/HPF	30〜49個/HPF	50〜99個/HPF	100個以上/HPF
5〜9個/HPF	大部分	中等度	中等度	少数	少数	少数
10〜19個/HPF		大部分	中等度	中等度	少数	少数
20〜29個/HPF			大部分	中等度	中等度	少数
30〜49個/HPF				大部分	中等度	中等度
50〜99個/HPF					大部分	中等度
100個以上/HPF						大部分

尿沈渣検査法2010：日本臨床検査標準協議会（JCCLS）尿沈渣検査法GP1-P4より
日本臨床検査標準協議会の許諾を得て転載

BQ 3 血尿を診断するための採尿方法はどのようにすべきか？

要約
血尿を診断するための採尿法としては中間尿採取を原則とする。採尿には清潔な容器を用い，採尿時刻，採尿方法を明記する。採尿後は速やかに検査を行う。

【解　説】

　血尿を診断する際の採尿方法が重要であることは，女性においては適切な採尿が行われないとコンタミネーションによって尿沈渣中の赤血球数が増加して血尿と診断される確率が高くなる，という研究からも示されている[1]。

　血尿に関する最近のガイドラインで採尿方法について記載されているものとしては，AUA/SUFU ガイドラインがある。このガイドラインでは男女別に記載があるが，まとめとしては「ほとんどの場合，中間尿採取でよく，検体中に扁平上皮細胞が多い場合はコンタミネーションの可能性があるため，再採尿またはカテーテル採尿を考慮すべき」とされている[2]。

　尿検査に関するガイドラインとしては European Urinalysis Guidelines[3]，国内の尿検査の標準化指針としては，尿試験紙に関するもの[4]や尿沈渣に関するもの[5]があり，これらに記載されている採尿方法についての注意から血尿と関連する部分をまとめると，以下のようになる。

1．採尿前

① 健診など尿試験紙でのスクリーニングではアスコルビン酸（ビタミンC）が存在すると偽陰性となることがあるため，アスコルビン酸を多く含むものの摂取を控える。

② 清潔な容器を準備する（紙製ディスポーザブル，プラスチック製など）。

③ 女性で月経時は原則として避ける。

2．採尿時

① 中間尿採取を原則とする。

② 女性の場合，外尿道口を清拭後に採尿することが望ましい。

3．採尿後

① 被検者の属性（氏名，年齢，性別，患者ID，診療科など）を適切に記載する。

② 尿の種類と採尿方法（自然採尿，カテーテル採尿；全部尿，初尿，中間尿，尿路変更術後尿など），採尿時刻を明記する。

③ 服用中の薬物，月経時採尿であること，造影剤の使用などを明記する。

④ 時間の経過によって赤血球が崩壊するので，採尿後は速やかに（原則4時間以内に）検査を実施する。

【文　献】

1. Chen A, Caron A, Jackson NJ, et al. Defining Properly Collected Urine: Thresholds to Improve the Accuracy of Urinalysis for Microscopic Hematuria Evaluation in Women. J Urol. 2022; 207: 385-391.
2. Barocas DA, Boorjian SA, Alvarez RD, et al. Microhematuria: AUA/SUFU Guideline. J Urol. 2020; 204: 778-786.
3. European Confederation of Laboratory Medicine. European urinalysis guidelines. Scand J Clin Lab Invest Suppl. 2000; 231: 1-86.
4. 日本臨床検査標準協議会（JCCLS）尿試験紙検討委員会.「尿試験紙検査法」JCCLS 提案指針. 日臨検標準会誌. 2001; 16: 33-55.
5. 日本臨床検査標準協議会（JCCLS）尿沈渣検査法編集委員会. 尿沈渣検査法2010（JCCLS尿沈渣検査法GP1-P4）. 日本臨床衛生検査技師会，2011.

BQ 4 尿潜血試験紙間で感度の差があるか？

尿試験紙の添付文書のうえでは感度に大きな差はないが，精度管理調査結果などからは差が認められており，感度が異なると考えられる。

【解　説】

健診では血尿のスクリーニングとして一般的に尿試験紙が用いられる。現在医療用に用いられている尿試験紙（体外診断薬）の添付文書では，「感度」または「測定範囲」とメーカーにより表記が異なっているものの，ほとんどのもので，ヘモグロビンで0.06 mg/dL，赤血球で10個/μLとされている（ヘモグロビンで0.03 mg/dL，赤血球で5個/μLとしているものもある）[1-8]。また，日本臨床検査標準協議会（JCCLS）「尿試験紙検査法」（提案指針GP3-P1追補版）では[9]，潜血「（1＋）に相当するヘモグロビン濃度は0.06 mg/dLとし，赤血球数に換算すると約20個/μLとなる」とされており，国内の試験紙はすべてこれに従っている。しかしながら，1＋に相当するヘモグロビン濃度の上下限，また1＋以外のランク値については定められていないため，試験紙間の差が大きいのが現状である。

「血尿診断ガイドライン2013」ではJCCLSでメーカーの協力の下，2005年にプール尿にヘモグロビンを添加して作製した試料を用いて試験紙を機器判定で検討した結果を示しているが[10]，その後も状況は変わらず，最近の日本医師会などの精度管理調査

結果でも試験紙間差があることが認められる。

令和2年度（2020年度）に潜血1＋～2＋の試料で行った精度管理調査結果を図1に示す[11]。A社試験紙ではほとんどが1＋と報告しているが，B～D社試験紙では大部分が2＋，一部3＋と報告していた。なお，図1からわかるように肉眼判定と機器判定でも感度差があり，肉眼判定の方が感度が高い（高めに判定している）。他年度では異なる濃度での精度管理調査を行っているが，それらにおいても試験紙間で差が認められている。

これらは精度管理調査の結果であり，試料として凍結乾燥ヘモグロビンを溶解して測定することによる施設間差も含まれていることになるが，多数施設の結果を集計したものであるので，実検体においても試験紙間差があると考えるべきである。ただし，ある試験紙で1＋であるものが他の試験紙で陰性と判定されることはほとんどないので，スクリーニングとしては大きな問題となることはないと考えられる。

【文　献】

1. 栄研化学株式会社．ウロペーパー®Ⅲ‘栄研’添付文書．
2. 株式会社アークレイファクトリー．オーションスティックス

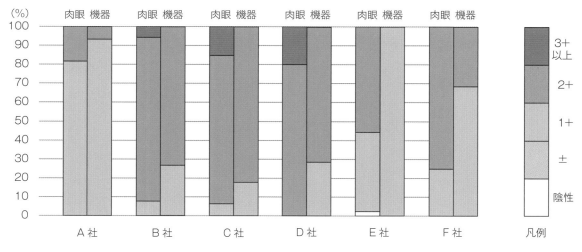

肉眼：肉眼判定，機器：機器判定

図1　尿潜血（試料19）試験紙別半定量値分布（10施設以上参加の試験紙）
令和2年度（第54回）臨床検査精度管理調査結果報告書[11]より改変

添付文書.

3. シーメンスヘルスケア・ダイアグノスティクス株式会社. エームス尿検査試験紙 添付文書.
4. 富士フイルム和光純薬株式会社. プレテスト 添付文書.
5. 東洋濾紙株式会社. ウロピース® S 添付文書.
6. テルモ株式会社. ウリエース 添付文書.
7. ロシュ・ダイアグノスティックス株式会社. Combur® テスト 添付文書.
8. 株式会社テクノメディカ. UA テスト 1000AD 添付文書.

9. 日本臨床検査標準協議会（JCCLS）尿検査標準化委員会.「尿試験紙検査法」JCCLS 提案指針（追補版）：尿蛋白, 尿ブドウ糖, 尿潜血試験部分表示の統一化. 日臨検標準会誌. 2004; 19: 53-65.
10. 高橋勝幸. 尿定性検査の現状. 臨床病理レビュー. 2007; 140: 25-33.
11. 日本医師会. 令和 2 年度（第 54 回）臨床検査精度管理調査結果報告書. 2021.

BQ 5　尿潜血試験紙で血尿をスクリーニングした場合の臨床的感度・特異度はどの程度か？

要　約

試験紙によっても異なるが，尿沈渣における尿中赤血球数を基準として感度60〜80%，特異度78〜97%である。

【解　説】

　現在国内の尿試験紙では尿中赤血球20個/μL を1+とすることになっているので[1]，1+以上が血尿ということになるが，BQ 4で示すように試験紙間で検出感度に差があるため，実際には尿中赤血球数を基準とした血尿を正診する感度も異なっていることになる。実検体において尿沈渣赤血球数と試験紙潜血との相関を検討した報告[2-4]によると，尿沈渣赤血球で5個/HPF以上または20個/μL以上を血尿とした場合の感度/特異度は，A社試験紙・装置で80%/78%，B社試験紙・装置で80%/87%，C社試験紙・装置で60%/97%となっていた（A社〜C社はBQ 4の図1）。

　なお，尿試験紙潜血はアスコルビン酸（ビタミンC）などの還元剤が存在すると偽陰性を呈するので，アスコルビン酸服用時は感度が下がることに注意すべきである。

【文　献】

1. 日本臨床検査標準協議会（JCCLS）尿検査標準化委員会.「尿試験紙検査法」JCCLS提案指針（追補版）：尿蛋白，尿ブドウ糖，尿潜血試験部分表示の統一化. 日臨検標準会誌. 2004; 19: 53-65.
2. 島袋宏明，橋都隆子，佐藤晃，他. 潜血試験紙部分を改良したN-マルティスティックスSG-Lの検討（第2報）：機器の改良ならびに試験紙ロット変更前後の比較. 医学と薬学. 1922; 28: 138-147.
3. 丹羽厚子，渡邊孝子，池田勇一，他. 全自動尿分析装置オーションマックスAX-4060の基礎的検討. 医療と検査機器・試薬. 2013; 36: 367-375.
4. 渡部百合子，本江美香，淺井信治，他. 全自動尿分析装置「US-3100R」の基礎的検討. 医療と検査機器・試薬. 2007; 30: 103-111.

II

血尿診断アルゴリズム

血尿診断アルゴリズムの概要

血尿診断ガイドラインの目的は血尿の原因を診断することである。本項では血尿の原因を検索するための血尿診断アルゴリズムを示す（P. 14～16）。

成　人

顕微鏡的血尿は，肉眼では血尿を認めないが，尿沈渣検査法にて尿中赤血球 5 個/HPF 以上，無遠心尿での測定では尿中赤血球 20 個/μL 以上認めるものをいう（BQ 1）。

一般医家では問診，理学所見，血液検査，尿沈渣，肉眼的血尿の有無などから鑑別すべき疾患を想定したうえで，診療を開始する。尿細胞診や腹部超音波検査は尿路上皮癌や腎癌の検出感度が十分でないことに留意したうえで適応を検討する。

早期に腎臓専門医への受診が勧められる状態として，肉眼的血尿を呈する（または既往のある）患者で，cola-like urine（コーラ色の褐色尿），高度蛋白尿および/または進行性の腎機能低下，尿路感染症を疑う所見を欠く発熱，呼吸器症状や皮膚症状など他の全身症状を伴う，腎後性因子が否定される腎機能障害を呈する場合が該当する（GPS 1）。その他の肉眼的血尿が認められた場合には，泌尿器科領域の良性腫瘍または悪性腫瘍に留意して，泌尿器科専門医への紹介が勧められる（GPS 2）。

顕微鏡的血尿と診断された場合，血液検査による血清クレアチニン値の測定，蛋白尿の確認，および尿沈渣により糸球体性血尿の有無（すなわち，赤血球の形状が均一赤血球〔非糸球体性血尿〕なのか，または変形赤血球〔糸球体性血尿〕なのか），細胞円柱の有無の確認を行う（BQ 6）。

検査で糸球体性血尿，蛋白尿や細胞円柱が認められたら，腎臓内科への紹介が勧められる（BQ 7）。腎臓内科では尿蛋白定量，血液検査[*1]，画像検査（腎臓超音波，CT）を行い（BQ 8），異常所見が認められたら，泌尿器科疾患を除外したうえで腎生検などにより確定診断を行い，内科的腎疾患の治療を開始する。一方，異常所見が認められなかった場合は経過観察となる。

尿沈渣において非糸球体性血尿が認められた場合は，尿路悪性腫瘍や結石などの泌尿器科疾患を念頭に，泌尿器科への紹介が勧められる（BQ 10）。顕微鏡的血尿を呈する泌尿器科疾患（BQ 9）の中で最も注意すべきは尿路上皮癌であり，本アルゴリズムでは尿路上皮癌のリスク別に行うべき検査について提示した。なお，尿路上皮癌のリスク分類は，AUA のリスク分類に基づいて作成した（BQ 10）（ただし，米国とわが国では血尿の定義が異なるため，本ガイドラインではわが国の血尿の定義を用いた）。すなわち，低リスク群（男＜40 歳/女＜50 歳，尿中赤血球 5～10 個/HPF，危険因子[*2]なし，のすべてを満たす），中リスク群（男 40～59 歳/女 50～59 歳，尿中赤血球 11～25 個/HPF，1 つ以上の危険因子[*2]を有する，のいずれかに該当），および高リスク群（男女とも≧60 歳，尿中赤血球＞25 個/HPF，喫煙歴あり，肉眼的血尿の既往，のいずれかに該当）に分類し，それぞれに対して行うべき検査を提示した。具体的には，低リスク群には悪性腫瘍のリスクはきわめて低いことを説明したうえで，半年以内に再検査または中リスク群に準じて検査を行う。中リスク群には膀胱鏡検査，腎臓の超音波検査，尿細胞診を行う。ただし，膀胱鏡検査が困難な場合は膀胱と腎臓の超音波検査，尿細胞診により代用する。高リスク群には，膀胱鏡検査と CT urography（CQ 3），尿細胞診を行う。これらの検査で異常所見が認められた場合は，疾患特異的な精査と治療を行い，異常所見が認められなかった場合は定期的な経過観察を行う（BQ 13）。

なお，本アルゴリズムでは，泌尿器科専門医または腎臓専門医が診断や対応に苦慮した場合は双方向にコンサルトを行い，対応することが推奨される。

[*1] 臨床症状，身体所見，尿検査所見により，血球検査，臨床化学検査（総蛋白，アルブミン，蛋白分画，CRP〔C反応性蛋白〕，尿素窒素，クレアチニン，尿酸，脂質，電解質など），免疫血清検査（IgG，IgA，IgM，C3，C4，CH50，自己抗体など）を考慮する。
[*2] 有害物質へのばく露，膀胱刺激症状，フェナセチンなどの鎮痛薬多用，骨盤放射線照射の既往，シクロホスファミドの投与歴，尿路への異物の長期留置

小 児

　問診，身体所見，肉眼的血尿の有無などから鑑別すべき疾患を想定する。糸球体性血尿か非糸球体性血尿かで想定される疾患が異なる（BQ 14 の表6）。

　初期対応として行う検査には血清アルブミン，血清クレアチニン，血清補体（C3），尿蛋白/クレアチニン比などが含まれる（BQ 15）。

　蛋白尿，低補体血症，腎機能障害などを伴う場合は小児腎臓病専門施設（腎生検可能施設）に紹介する。また，尿中赤血球 50 個/HPF 以上または尿中白血球 50 個/HPF 以上のいずれかを 2 回以上連続して認める場合は，小児腎臓病診療施設（超音波検査可能施設）で腹部超音波検査による評価を行う（BQ 16）。紹介基準を満たさない場合も，蛋白尿の出現に注意しながら，定期的に経過観察を行う必要がある。

　小児腎臓病専門施設では腎機能の詳細な評価を行うとともに，腹部超音波検査によって器質的疾患の除外を行う。また，核医学検査や排尿時膀胱尿道造影（voiding cystourethrography: VCUG）なども必要に応じて施行する。糸球体疾患が疑われる場合には適応を見極めて腎生検を行う（BQ 17, 18）。

成人の血尿診断アルゴリズム

本ガイドラインでは一般的に中学生と高校生の間を
小児と成人の境界とする。

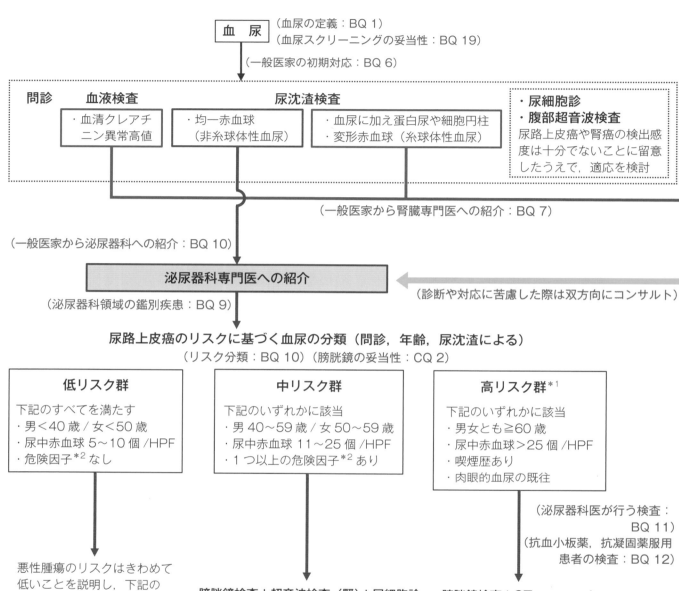

血 尿 （血尿の定義：BQ 1）
（血尿スクリーニングの妥当性：BQ 19）

（一般医家の初期対応：BQ 6）

問診　血液検査　　　　　尿沈渣検査　　　　　　　　　　　　・尿細胞診
　　　　　　　　　　　　　　　　　　　　　　　　　　　　　・腹部超音波検査
・血清クレアチ　・均一赤血球　　・血尿に加え蛋白尿や細胞円柱
ニン異常高値　（非糸球体性血尿）　・変形赤血球（糸球体性血尿）　尿路上皮癌や腎癌の検出感
　　　　　　　　　　　　　　　　　　　　　　　　　　　　　度は十分でないことに留意
　　　　　　　　　　　　　　　　　　　　　　　　　　　　　したうえで，適応を検討

（一般医家から腎臓専門医への紹介：BQ 7）

（一般医家から泌尿器科への紹介：BQ 10）

泌尿器科専門医への紹介

（泌尿器科領域の鑑別疾患：BQ 9）　　（診断や対応に苦慮した際は双方向にコンサルト）

尿路上皮癌のリスクに基づく血尿の分類（問診，年齢，尿沈渣による）
（リスク分類：BQ 10）（膀胱鏡の妥当性：CQ 2）

低リスク群	中リスク群	高リスク群[*1]
下記のすべてを満たす	下記のいずれかに該当	下記のいずれかに該当
・男<40 歳 / 女<50 歳	・男 40〜59 歳 / 女 50〜59 歳	・男女とも≧60 歳
・尿中赤血球 5〜10 個 /HPF	・尿中赤血球 11〜25 個 /HPF	・尿中赤血球>25 個 /HPF
・危険因子[*2]なし	・1 つ以上の危険因子[*2]あり	・喫煙歴あり
		・肉眼的血尿の既往

（泌尿器科医が行う検査：
BQ 11）
（抗血小板薬，抗凝固薬服用
患者の検査：BQ 12）

悪性腫瘍のリスクはきわめて
低いことを説明し，下記の
いずれかを選択
・半年以内に再検査
・中リスク群に準じて検査

膀胱鏡検査＋超音波検査（腎）＋尿細胞診
膀胱鏡検査を行わない場合は
超音波検査（膀胱と腎）＋尿細胞診

**膀胱鏡検査＋CT urography
＋尿細胞診**

（CT urography の有用性：CQ 3）

異常所見あり　　　　　　　異常所見なし

疾患特異的な精密検査，治療を施行　　　　**経過観察**
（顕微鏡的血尿の初回精査〔泌尿器科的検査〕
で異常所見が認められなかった患者に対する
定期的経過観察：BQ 13）

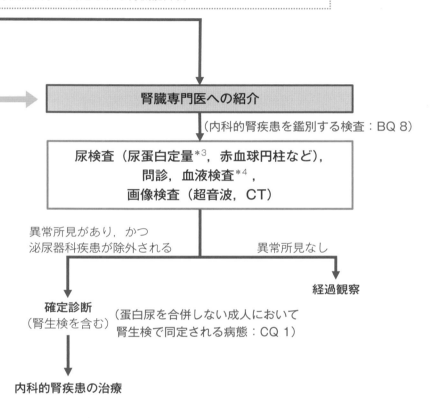

肉眼的血尿を呈する（または既往のある）患者で以下の場合は
腎臓専門医への早期の紹介が勧められる。
・cola-like urine（コーラ色の褐色尿）
・高度尿蛋白 および / または 進行性の腎機能低下
・尿路感染症を疑う所見を欠く発熱
・呼吸器症状や皮膚症状など他の全身症状
・腎後性因子が否定される腎機能障害

腎臓専門医への紹介

（内科的腎疾患を鑑別する検査：BQ 8）

**尿検査（尿蛋白定量*3，赤血球円柱など），
問診，血液検査*4，
画像検査（超音波，CT）**

異常所見があり，かつ
泌尿器科疾患が除外される　　　　　　　　　異常所見なし

　　　　　　　　　　　　　　　　　　　　　経過観察

確定診断
（腎生検を含む）　（蛋白尿を合併しない成人において
　　　　　　　　　腎生検で同定される病態：CQ 1）

内科的腎疾患の治療

*1 肉眼的血尿は高リスク群に準じる。

*2 危険因子：有害物質へのばく露，膀胱刺激症状，フェナセチンなどの鎮痛薬多用，骨盤放射線照
　　射の既往，シクロホスファミドの投与歴，尿路への異物の長期留置。

*3 蛋白尿陰性の症例でも IgA 腎症，菲薄基底膜病などが診断されることがある。

*4 臨床症状，身体所見，尿検査所見により，血球検査，臨床化学検査（総蛋白，アルブミン，蛋白
　　分画，CRP，尿素窒素，クレアチニン，尿酸，脂質，電解質など），免疫血清検査（IgG，IgA，
　　IgM，C3，C4，CH50，自己抗体など）を考慮する。（BQ 8）

小児の血尿診断アルゴリズム

本ガイドラインでは一般的に中学生と高校生の間を
小児と成人の境界とする。

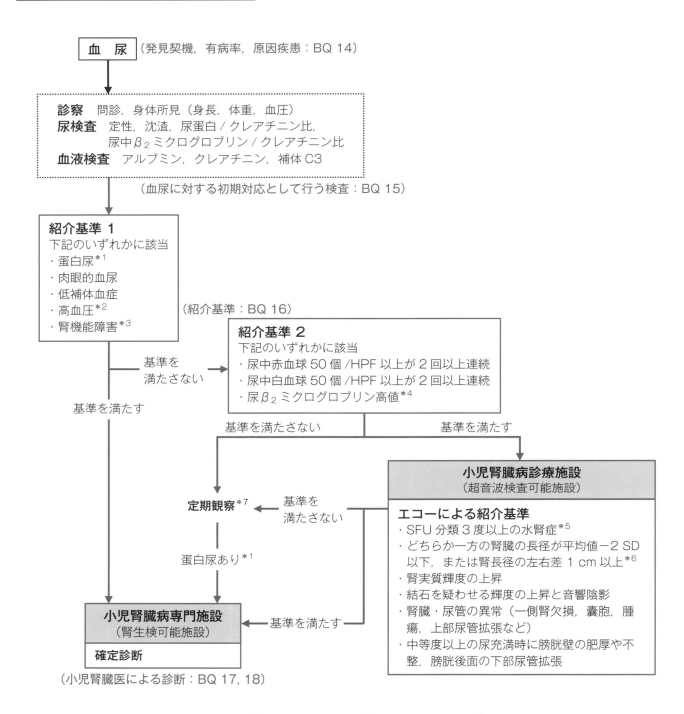

血 尿（発見契機，有病率，原因疾患：BQ 14）

診察 問診，身体所見（身長，体重，血圧）
尿検査 定性，沈渣，尿蛋白 / クレアチニン比，
　　　　　尿中β₂ミクログロブリン / クレアチニン比
血液検査 アルブミン，クレアチニン，補体C3

（血尿に対する初期対応として行う検査：BQ 15）

紹介基準 1
下記のいずれかに該当
・蛋白尿*1
・肉眼的血尿
・低補体血症
・高血圧*2
・腎機能障害*3

（紹介基準：BQ 16）

紹介基準 2
下記のいずれかに該当
・尿中赤血球 50 個 /HPF 以上が 2 回以上連続
・尿中白血球 50 個 /HPF 以上が 2 回以上連続
・尿β₂ミクログロブリン高値*4

基準を
満たさない

基準を満たす

基準を満たさない　　　　基準を満たす

定期観察*7

基準を
満たさない

蛋白尿あり*1

小児腎臓病診療施設
（超音波検査可能施設）

エコーによる紹介基準
・SFU 分類 3 度以上の水腎症*5
・どちらか一方の腎臓の長径が平均値－2 SD
　以下，または腎長径の左右差 1 cm 以上*6
・腎実質輝度の上昇
・結石を疑わせる輝度の上昇と音響陰影
・腎臓・尿管の異常（一側腎欠損，嚢胞，腫
　瘍，上部尿管拡張など）
・中等度以上の尿充満時に膀胱壁の肥厚や不
　整，膀胱後面の下部尿管拡張

小児腎臓病専門施設
（腎生検可能施設）

確定診断

基準を満たす

（小児腎臓医による診断：BQ 17, 18）

*1 BQ 15 の表 10　*2 BQ 15 の表 8　*3 BQ 15 の表 13
*4 BQ 15 の表 12　*5 BQ 16 の図 7　*6 BQ 16 の表 14
*7 尿沈渣（赤血球円柱，顆粒円柱など），蛋白尿に注意し，初めの 1 年間は
　 3 ヵ月ごと，その後は 1 年に 1～2 回の経過観察が望ましい。

内科領域における顕微鏡的血尿

BQ 6　顕微鏡的血尿の患者への初期対応として一般医家が行うべき検査は何か？

| 要　約 | 尿試験紙法で潜血陽性となった場合，まずは尿沈渣法で赤血球の有無を確認する。血尿と併せて蛋白尿や細胞円柱がみられる場合，血清クレアチニン値に異常がみられる場合などは腎炎・腎症を疑う。
腹部超音波検査は患者侵襲が少なく，尿路結石の検出，腎癌や膀胱腫瘍のスクリーニングとして有用と思われる。
尿路上皮癌の危険因子を有する場合は，膀胱鏡検査やCT urographyも考慮し，泌尿器科専門医への紹介を検討する。 |

【解　説】

一般的に顕微鏡的血尿は自覚症状がないため，ほとんどが検診や外来受診時に偶然発見される。顕微鏡的血尿の定義はBQ 1に示すとおりである。しかしながら，尿沈渣における赤血球数に明確な「正常」上限値はなく，カットオフ値以下でも悪性疾患の可能性を完全には否定できない[1]。一方，顕微鏡的血尿単独陽性症例の32〜85％において，10年前後の経過で自然に尿所見が消失することが確認されており[2,3]，さらなる検査を行うにあたっては尿路上皮癌の危険因子の有無，検査にかかるコスト，患者侵襲などのバランスを考えた対応が必要である。なお，尿試験紙法でのみ陽性である場合，精子の混入[4]，ポビドンヨードなどの酸化剤の混入[5]，pH＞9のアルカリ尿，ヘモグロビン尿，ミオグロビン尿などの可能性を考慮する。

尿沈渣法で顕微鏡的血尿が確認された場合，まずは病歴・身体所見・血液検査結果などから，尿路感染，月経，激しい運動，外傷，直近の泌尿器科的処置の有無など，良性疾患に伴う血尿を鑑別する。上記が疑われる場合は原因に応じた治療を行い，適切な期間を置いた後に尿検査を再度実施する。良性疾患による血尿が否定されたら，腎臓内科・泌尿器科的疾患の鑑別を行っていく。

問診で長年にわたる検尿異常歴，高血圧や糖尿病，検尿異常や腎疾患の家族歴，浮腫，難聴を認める場合，尿蛋白/クレアチニン比で蛋白尿が確認される場合，尿沈渣法で変形赤血球や細胞円柱，顆粒円柱，ろう様円柱を認める場合，血液検査でクレアチニン値や尿素窒素値の上昇，アルブミン値の低下を認める場合などでは，腎炎・腎症を積極的に疑う。

検尿異常に加え，持続する発熱，関節痛，体重減少，発疹，血清CRP（C反応性蛋白）陽性などの炎症所見を呈する場合には，血管炎からの急速進行性糸球体腎炎の可能性がある。腎炎・腎症の確定診断には腎生検が必要であり，腎臓専門医へ紹介する。

泌尿器科的疾患としては尿路結石，悪性腫瘍などがある。背部痛などの症状や，尿路上皮癌の危険因子として，中高年以上の男性，喫煙歴，ベンゼンや芳香族アミンへのばく露，肉眼的血尿，膀胱刺激症状，鎮痛薬の多用，骨盤放射線照射歴，シクロホスファミド投与歴などの確認を行う[6,7]。無症候性血尿の出現後3年以内に尿路上皮癌と診断される陽性的中率（PPV）は，男性は45歳未満で0.99％（95％CI 0.53〜1.69％），45〜54歳で4.35％（95％CI 3.11〜5.90％），女性は45歳未満で0.22％（95％CI 0.05〜0.64％），45〜54歳で1.34％（95％CI 0.65〜2.45％）であり，いずれもそれ以上の年齢ではPPVが上昇した[8]。また，本邦の2008年における国立がんセンターがん対策情報センターによる報告では，膀胱癌では99％，その他の泌尿器科的臓器癌の97％以上が35歳以上で罹患していた[9]。こうした危険因子を総合的に勘案し，膀胱鏡検査やCT urographyなどを行う必要がある症例は，泌尿器科専門医への紹介が望ましい（BQ 10）。

尿細胞診は尿路上皮癌に対し特に感度が十分ではなく，スクリーニングを目的として尿細胞診を単独で用いることは適切でないが，膀胱鏡検査などと組み合わせることでその検出率の向上に寄与するという意義がある[10-12]。尿中腫瘍マーカー（核マトリックスプロテイン22〔NMP22〕，膀胱腫瘍抗原〔BTA〕など）はその感度/特異度の低さから海外の主要な

ガイドラインではルーチンには推奨されていない[10,13]。腹部超音波検査は簡便に施行できて患者侵襲度も低く，尿路結石の診断などにも有用であるが，小さな腎癌や尿路上皮癌は診断が難しい場合があることには留意が必要である[14]。

【文　献】

1. Mariani AJ, Mariani MC, Macchioni C, et al. The significance of adult hematuria: 1,000 hematuria evaluations including a risk-benefit and cost-effectiveness analysis. J Urol. 1989; 141: 350-355.
2. Mishriki SF, Nabi G, Cohen NP. Diagnosis of urologic malignancies in patients with asymptomatic dipstick hematuria: prospective study with 13 years' follow-up. Urology. 2008; 71: 13-16.
3. Kovacević Z, Jovanović D, Rabrenović V, et al. Asymptomatic microscopic haematuria in young males. Int J Clin Pract. 2008; 62: 406-412.
4. Mazouz B, Almagor M. False-positive microhematuria in dipsticks urinalysis caused by the presence of semen in urine. Clin Biochem. 2003; 36: 229-231.
5. Corwin HL, Silverstein MD. Microscopic hematuria. Clin Lab Med. 1988; 8: 601-610.
6. Grossfeld GD, Litwin MS, Wolf JS Jr, et al. Evaluation of asymptomatic microscopic hematuria in adults: the American Urological Association best practice policy—part Ⅱ: patient evaluation, cytology, voided markers, imaging, cystoscopy, nephrology evaluation, and follow-up. Urology. 2001;
57: 604-610.
7. Loo RK, Lieberman SF, Slezak JM, et al. Stratifying risk of urinary tract malignant tumors in patients with asymptomatic microscopic hematuria. Mayo Clin Proc. 2013; 88: 129-138.
8. Jones R, Latinovic R, Charlton J, et al. Alarm symptoms in early diagnosis of cancer in primary care: cohort study using General Practice Research Database. BMJ. 2007; 334: 1040.
9. 国立がんセンターがん対策情報センター．がんの統計 '13．部位別年齢階級別がん罹患率（2008）（1975 年-2008 年）. https://ganjoho.jp/public/qa_links/report/statistics/pdf/2013_data05.pdf
10. Linder BJ, Bass EJ, Mostafid H, et al. Guideline of guidelines: asymptomatic microscopic haematuria. BJU Int. 2018; 121: 176-183.
11. Davis R, Jones JS, Barocas DA, et al. Diagnosis, evaluation and follow-up of asymptomatic microhematuria（AMH）in adults: AUA guideline. J Urol. 2012; 188: 2473-2481.
12. Turco P, Houssami N, Bulgaresi P, et al. Is conventional urinary cytology still reliable for diagnosis of primary bladder carcinoma? Accuracy based on data linkage of a consecutive clinical series and cancer registry. Acta Cytol. 2011; 55: 193-196.
13. Chou R, Gore JL, Buckley D, et al. Urinary Biomarkers for Diagnosis of Bladder Cancer: A Systematic Review and Meta-analysis. Ann Intern Med. 2015; 163: 922-931.
14. Fowler KA, Locken JA, Duchesne JH, et al. US for detecting renal calculi with nonenhanced CT as a reference standard. Radiology. 2002; 222: 109-113.

内科領域における顕微鏡的血尿

BQ 7 顕微鏡的血尿の患者を一般医家が腎臓内科医に紹介するのはどのような場合か？

要 約	尿沈渣で変形を呈する赤血球（変形赤血球，dysmorphic RBC）や赤血球円柱を認める場合は糸球体疾患を疑い，腎臓内科医（腎臓専門医）に紹介する。 上記に蛋白尿や腎機能低下を併発している場合には，進行性の腎臓病の可能性が強く示唆されるため，早急に腎臓内科医（腎臓専門医）に紹介する。 蛋白尿などの糸球体疾患の臨床所見に乏しい場合は，同時に泌尿器科への紹介も考慮する。

【解 説】

　顕微鏡的血尿は，肉眼では血尿を認めないが，尿沈渣検査にて尿中赤血球5個/HPF以上，無遠心尿での測定では尿中赤血球20個/μL以上を認めるものをいう。尿中赤血球の形態が変形（変形赤血球，dysmorphic RBC）を呈する場合は糸球体性血尿を疑う。また，糸球体性血尿では赤血球円柱を認めることもある。赤血球円柱はネフロンにおける出血を意味し，活動性の高い糸球体疾患の存在が疑われる。ただし，糸球体基底膜が破綻するような疾患や大量の尿中赤血球を伴う場合は変形赤血球が認められないこともあり，すべての血尿事例において糸球体性か非糸球体性かの鑑別ができるわけではないことには注意を要する（BQ 2）。

　尿潜血反応陽性例で尿沈渣検査を実施できない場合には，尿中赤血球の存在を証明できないため，糸球体性血尿かどうか（変形赤血球の有無）の鑑別もできない。したがって，尿試験紙で潜血反応を認めた場合には，可能な限り尿沈渣検査を実施し，採尿から遅くとも4時間以内に尿中赤血球の有無を確認する[1]。尿中赤血球は経時的変化により膨化状・脱ヘモグロビン状（ゴースト状）となるため，糸球体性血尿か否かの鑑別が困難になる。さらに時間が経つと尿中赤血球は崩壊し，偽陰性につながるので，検体の扱いに注意する。

　以上を踏まえ，顕微鏡的血尿が確認され，変形赤血球や赤血球円柱が認められる場合には，糸球体性血尿を疑い，腎臓内科医（腎臓専門医）に紹介する。蛋白尿などの糸球体疾患の臨床所見に乏しい場合は，同時に泌尿器科への紹介も考慮する。

　顕微鏡的血尿例はその経過中に約10％が蛋白尿陽性となることが知られている[2]。特に糸球体性血

尿に蛋白尿（尿蛋白/クレアチニン比0.15 g/gCr以上）を合併している際には糸球体疾患がより強く疑われる[3]。また，血尿または蛋白尿だけでなく腎機能低下まで併発している場合には，進行性の腎臓病の可能性が強く示唆される。このような場合，診断治療の時機を逸することのないよう早急に腎臓内科医（腎臓専門医）に紹介する。具体的な紹介基準としては，日本腎臓学会編「エビデンスに基づくCKD診療ガイドライン2023」第1章の「表5　かかりつけ医から腎臓専門医・専門医療機関への紹介基準」にも照らし合わせ，慢性腎臓病（CKD）の重症度分類でG1A2やG2A2（ヒートマップで黄に相当）であっても，血尿があれば紹介する[4]。ただし，年齢，性別，喫煙歴，尿沈渣中の赤血球数または肉眼的血尿の既往の有無に基づく，尿路悪性腫瘍リスクに応じた泌尿器科学的評価も忘れてはならず（BQ 10），専門医において同時並行でなされるべきである[5]。

　腎臓内科医（腎臓専門医）が精査に当たる「血尿を伴う糸球体疾患」の具体例を表1に示す[6]。ただし，スペインの腎生検レジストリー（J-RBR）の報告では，微小変化群や膜性腎症など伝統的には血尿を伴わない腎臓病と考えられていた患者の血尿合併率が予想外に高く，腎生検で微小変化群と診断された患者の45.5％に，膜性腎症と診断された患者の55.4％に血尿が認められた[7]。また，以前から「良性家族性血尿」として知られた病態を，最近の遺伝学的検査の進歩により，Alport症候群や菲薄基底膜病などいくつかの疾患に分割することが可能になった[8]。これらの疾患は初期段階で持続的な顕微鏡的血尿を示し，個々の遺伝的背景に応じて年余の単位で蛋白尿と腎機能低下が進行するため，積極的

表1 血尿を伴う糸球体疾患

1．糸球体内皮細胞と表層の損傷		4．内皮下・上皮下沈着を伴う疾患	
抗好中球細胞質抗体（ANCA）関連腎炎 管内増殖性糸球体腎炎 感染症関連腎症		膜性増殖性糸球体腎炎 管内増殖性糸球体腎炎 半月体形成性糸球体腎炎 ループス腎炎 クリオグロブリン腎症 フィブロネクチン腎症 細線維性腎炎 イムノタクトイド糸球体症	
2．糸球体基底膜障害			
一次性 　Alport症候群 　菲薄基底膜病 　腰痛血尿症候群 　HANAC症候群 二次性 　抗糸球体基底膜抗体型腎炎 　C3腎症 　　デンスデポジット病 　　C3腎炎*		**5．ポドサイト関連障害**	
		家族性ネフローゼ症候群（*MYH9*関連腎疾患） Fabry病	
		6．その他	
3．メサンギウム沈着を伴う疾患		ワルファリン関連腎症 鎌状赤血球症	
IgA腎症 IgA血管炎			

＊：内皮下，上皮下およびメサンギウムへの沈着も認めうる。　　　　　　　　Yuste C, et al. World J Nephrol 2015; 4: 185-195[6] より改変

に想起・診断し，CKD の進展予防に努めることが大切である。

　顕微鏡的血尿は各種ケモカインの誘導[9]，インフラマソームの活性化[10]，一酸化窒素の利用障害[11]，赤血球破壊産物による酸化ストレス[12]，マイクロRNA を含む微小胞の関与[13]などを介して，それ自体が腎障害進展機序に関わる可能性が指摘されている。また，赤血球が正常の糸球体基底膜を通過するのはきわめてまれと考えられるため[14]，糸球体性血尿は糸球体濾過障壁（glomerular filtration barrier）の機能不全または損傷のマーカーとして監視の対象となる[15]。

　実地臨床においては，一連の腎疾患の治療後に病態が安定し，一般医家に逆紹介されるケースもありうる。血尿は例えば抗好中球細胞質抗体（ANCA）関連腎炎，ループス腎炎，または IgA 腎症の活動性のマーカーとみなされており[16-18]，顕微鏡的血尿の再出現が原疾患の再発や新規病態の早期発見につながることがあるので，そのような場合は腎臓内科医（腎臓専門医）への再紹介を検討する。

【文　献】

1. 日本臨床衛生検査技師会 尿沈渣特集号編集部会. 尿沈渣特集. 医学検査. 2017; 66 J-STAGE-1.
2. 血尿診断ガイドライン編集委員会編. 血尿診断ガイドライン2013. ライフサイエンス出版, 2013.
3. Ingelfinger JR. Hematuria in Adults. N Engl J Med. 2021; 385: 153-163.
4. 日本腎臓学会編. エビデンスに基づく CKD 診療ガイドライン 2023 年度版.（準備中）
5. Barocas DA, Boorjian SA, Alvarez RD, et al. Microhematuria: AUA/SUFU Guideline. J Urol. 2020; 204: 778-786.
6. Yuste C, Gutierrez E, Sevillano AM, et al. Pathogenesis of glomerular haematuria. World J Nephrol. 2015; 4: 185-195.
7. Yuste C, Rivera F, Moreno JA, et al. Haematuria on the Spanish Registry of Glomerulonephritis. Sci Rep. 2016; 6: 19732.
8. Deltas C, Pierides A, Voskarides K. The role of molecular genetics in diagnosing familial hematuria (s). Pediatr Nephrol. 2012; 27: 1221-1231.
9. Nath KA. Heme oxygenase-1 and acute kidney injury. Curr Opin Nephrol Hypertens. 2014; 23: 17-24.
10. Komada T, Usui F, Kawashima A, et al. Role of NLRP3 Inflammasomes for Rhabdomyolysis-induced Acute Kidney Injury. Sci Rep. 2015; 5: 10901.
11. Heyman SN, Brezis M. Acute renal failure in glomerular bleeding: a puzzling phenomenon. Nephrol Dial Transplant. 1995; 10: 591-593.
12. Sheerin NS, Sacks SH, Fogazzi GB. In vitro erythrophagocytosis by renal tubular cells and tubular toxicity by haemoglobin and iron. Nephrol Dial Transplant. 1999; 14: 1391-1397.
13. Duan ZY, Cai GY, Li JJ, et al. Urinary Erythrocyte-Derived miRNAs: Emerging Role in IgA Nephropathy. Kidney Blood Press Res. 2017; 42: 738-748.
14. Makino H, Nishimura S, Takaoka M, et al. Mechanism of hematuria. II. A scanning electron microscopic demonstration of the passage of blood cells through a glomerular capillary wall in rabbit Masugi nephritis. Nephron. 1988; 50: 142-150.

15. Moreno JA, Martín-Cleary C, Gutiérrez E, et al. Haematuria: the forgotten CKD factor? Nephrol Dial Transplant. 2012; 27: 28-34.
16. Rhee RL, Davis JC, Ding L, et al. The Utility of Urinalysis in Determining the Risk of Renal Relapse in ANCA-Associated Vasculitis. Clin J Am Soc Nephrol. 2018; 13: 251-257.
17. Ding JY, Ibañez D, Gladman DD, et al. Isolated hematuria and sterile pyuria may indicate systemic lupus erythematosus activity. J Rheumatol. 2015; 42: 437-440.
18. Berthoux F, Mohey H, Laurent B, et al. Predicting the risk for dialysis or death in IgA nephropathy. J Am Soc Nephrol. 2011; 22: 752-761.

BQ 8　腎臓専門医として顕微鏡的血尿の患者で内科的腎疾患を鑑別する検査は何か？

要　約　顕微鏡的血尿例における内科的腎疾患の鑑別診断と腎生検実施の意思決定には，顕微鏡的血尿に関わる病歴と随伴症状の情報に加えて，尿沈渣赤血球の形態学的評価（糸球体性血尿の有無），蛋白尿またはネフローゼ症候群の有無，医療介入時までの腎機能の推移が重要である。各種免疫学的血液生化学検査は腎生検の適応決定と病型診断に有用であることが多い。
臨床的検査所見と腎生検病理組織学的所見を併せて相補的に原因疾患の診断を行う。

【解　説】

顕微鏡的血尿の原因となる内科的腎疾患の鑑別診断に必要な情報として，顕微鏡的血尿の発症時期と持続期間，上気道感染に伴う肉眼的血尿発作の有無，持続性蛋白尿またはネフローゼ症候群の有無，検尿での異常指摘または腎疾患の家族歴が重要である。顕微鏡的血尿の原因となる内科的腎疾患の鑑別診断には尿沈渣赤血球の形態学的評価が有用であり，尿中赤血球の多彩な変形と大小不同は糸球体疾患由来の血尿（糸球体性血尿）を示唆する[1, 2]。尿沈渣中の赤血球円柱，白血球円柱，顆粒円柱は糸球体腎炎を示唆する所見である[3]。顕微鏡的血尿に持続性蛋白尿を伴う例では，顕微鏡的血尿単独例と比較して長期経過における末期腎不全の発症リスクが高いことが示されており[4, 5]，病型診断に基づいた治療介入を検討するために腎生検の実施を考慮する。顕微鏡的血尿単独例の長期腎予後は良好であり，経過観察中に持続性蛋白尿を伴う場合に腎生検の実施を考慮するのが一般的となっている[6, 7]。

内科的腎疾患の鑑別診断には年齢，性別，体格，基礎疾患の有無，家族歴などの基本属性の他に，感染性疾患，自己免疫性疾患や生活習慣病と関連する身体所見や検査所見異常の有無，薬物服用歴が有用である。難聴では Alport 症候群/MYH9 異常症を，発熱，皮疹や関節炎ではループス腎炎などの自己免疫性疾患を，副鼻腔炎や呼吸器症状では抗好中球細胞質抗体（ANCA）関連糸球体腎炎を，扁桃腺腫大では溶連菌感染後急性糸球体腎炎（APSGN）やIgA 腎症を，紫斑ではIgA 血管炎を，それぞれ鑑別疾患として考慮する。血清クレアチニン値と推定糸球体濾過量（eGFR）による腎機能評価はファーストライン検査として欠かせない。医療介入時の腎機能に加えて，過去の定期検診・健診などの結果との比較による腎機能の経時推移は，症候分類に基づく原因腎疾患の鑑別に有用な情報となる。

超音波検査やCT 検査などの画像検査による腎全体の形態評価は，腎生検実施の意思決定と原因腎疾患の病態把握に有用である。腎全体の腫大は急性腎障害を呈する病態を，年齢に見合わない腎萎縮は慢性腎障害を呈する病態を，それぞれ示唆する。

免疫学的血清生化学検査が顕微鏡的血尿を呈する内科的腎疾患の診断の手がかりとなることがあり，腎生検実施の意思決定に有用である[8, 9]。血清中のANCA や抗糸球体基底膜抗体の濃度上昇は急速進行性糸球体腎炎，抗核抗体や抗DNA 抗体の上昇はループス腎炎，抗ストレプトリジンO（ASO）抗体や抗ストレプトキナーゼ抗体の上昇はAPSGN をそれぞれ示唆する。B 型肝炎ウイルスとC 型肝炎ウイルス関連検査は肝炎ウイルス関連腎症の，血清免疫グロブリン（IgG, IgA, IgM），血清免疫グロブリン遊離軽鎖（κ鎖，λ鎖）および血清・尿蛋白電気泳動はパラプロテイン関連腎症，骨髄腫腎，単クローン性ガンマグロブリン血症のM 蛋白が病態に強く関与する腎障害（monoclonal gammopathy of renal significance: MGRS）などの疾患の鑑別診断に，それぞれ有用である[10, 11]。IgA 腎症では血清IgA 高値を約3〜5割に認めるが，血清IgA 値正常例も多い。尿 Bence Jones 蛋白が疑われる場合は，血液検査では検出しにくいので尿蛋白分画を実施する。血清補体因子（CH50, C3, C4）は，特発性膜性増殖性糸球体腎炎，C3 腎症，ループス腎炎，APSGN などの血清補体因子の低下を特徴とする腎疾患の診断に有用である。

血液・尿生化学検査の検査項目の選定について

は，臨床的症候に基づいて症例ごとに決定する必要
がある。臨床的検査所見または腎生検病理組織学的
所見のみで原因疾患を確定するのは難しいことも多
く，両者の所見を併せて相補的に診断することが重
要である。

【文　献】

1. Köhler H, Wandel E, Brunck B. Acanthocyturia—A charac-teristic marker for glomerular bleeding. Kidney Int. 1991; 40: 115-120.
2. Kitamoto Y, Tomita M, Akamine M, et al. Differentiation of hematuria using a uniquely shaped red cell. Nephron. 1993; 64: 32-36.
3. 日本臨床検査標準協議会（JCCLS）尿沈渣検査法編集委員会. 尿沈渣検査法 2010（JCCLS GP1-P4）．日本臨床衛生検査技師会，2011.
4. Iseki K. The Okinawa screening program. J Am Soc Nephrol. 2003; 14 Supp: S127-S130.
5. Sevillano AM, Gutiérrez E, Yuste C, et al. Remission of Hematuria Improves Renal Survival in IgA Nephropathy. J Am Soc Nephrol. 2017; 28: 3089-3099.
6. Vivante A, Afek A, Frenkel-Nir Y, et al. Persistent asymp-tomatic isolated microscopic hematuria in Israeli adolescents and young adults and risk for end-stage renal disease. JAMA. 2011; 306: 729-736.
7. 日本腎臓学会腎生検ガイドブック改訂委員会編. 腎生検ガイドブック 2020．東京医学社，2020.
8. Rovin BH, Adler SG, Barratt J, et al. Executive summary of the KDIGO 2021 Guideline for the Management of Glomeru-lar Diseases. Kidney Int. 2021; 100: 753-779.
9. Rovin BH, Caster DJ, Cattran DC, et al. Conference Partici-pants. Management and treatment of glomerular diseases (part 2): conclusions from a Kidney Disease: Improving Glob-al Outcomes（KDIGO）Controversies Conference. Kidney Int. 2019; 95: 281-295.
10. Motwani SS, Herlitz L, Monga D, et al. American Society of Nephrology Onco-Nephrology Forum. Paraprotein-Related Kidney Disease: Glomerular Diseases Associated with Para-proteinemias. Clin J Am Soc Nephrol. 2016; 11: 2260-2272.
11. Sethi S, Nast CC, D'Agati VD, et al. Standardized reporting of monoclonal immunoglobulin-associated renal diseases: rec-ommendations from a Mayo Clinic/Renal Pathology Society Working Group. Kidney Int. 2020; 98: 310-313.

CQ 1　蛋白尿を合併しない成人の顕微鏡的血尿患者において腎生検で同定される病態は何か？

Answer	蛋白尿を合併しない成人の顕微鏡的血尿患者の腎生検では，約33%*がIgA腎症，約22%*が菲薄基底膜病と診断される。（推奨の強さ：該当せず，エビデンスの確実性：C） *：システマティックレビューの結果にもとづく
要　約	蛋白尿を合併しない成人の顕微鏡的血尿患者の腎生検では，IgA腎症，菲薄基底膜病の割合が高い。システマティックレビューの結果，それぞれ約33%，約22%であった。Alport症候群など末期腎不全に至る疾患と診断される例もある。近年では菲薄基底膜病と診断される割合は減少しており，精査方針などの時代的変化を反映したものと推測される。なお，一般的に血尿単独症例への腎生検は慎重を要する。

【解　説】

　蛋白尿を合併しない顕微鏡的血尿で，その他の泌尿器科的疾患を合併しない症例（以下，血尿単独症例）はプライマリケア医で受診し，腎生検が可能な施設へ紹介されることが多い。血尿単独症例に対する腎生検の施行は慎重を要するとされ[1]，「血尿診断ガイドライン2013」では腎生検を推奨していない[2]。一方で，検査所見や臨床経過などからIgA腎症などを疑い，適切なタイミングでの治療開始などの目的で腎生検を検討することがある。日本腎臓学会の研修施設を対象としたアンケートによると，血尿単独症例で腎生検を検討する指標としてはIgA腎症の疑い（75%の施設），変形赤血球あり（61%の施設）などが挙げられている[1]。

　血尿単独症例において，腎生検で同定される病態の割合についてシステマティックレビューを行った。アブストラクトレビューとフルテキストレビューを行った結果，555編のうち21編の論文を解析対象とした。

　研究デザインはいずれも観察研究であった。論文中で報告された病態のうち，IgA腎症，菲薄基底膜病の割合について結果を統合した。メサンギウム増殖性糸球体腎炎（IgA腎症を除く），微小糸球体病変（minor glomerular abnormalities），正常腎については診断基準が定義されていない研究が多いため，解析から除外した。Alport症候群については報告例が少ないことから解析から除外した。

　研究の質についてはNewcastle-Ottawa Quality Assessment Scale（NOS）for cohort studies[3]を用い，① サンプルの代表性，② 血尿単独症例の定義

（蛋白尿陰性の定義，泌尿器科疾患の除外が記載されているか），③ 診断方法（独立した2名以上での診断が行われているか），についてスコア0（要件を満たさない）か1（要件を満たす）で評価し，合計点をNOSスコアとした（最高3点）。

　IgA腎症の割合について報告した研究は21編であった。統合の結果，血尿単独症例に腎生検を行ってIgA腎症と診断する割合は33.3%（95%CI 27.7～38.9%）であった。$I^2 = 91.5$%と高い異質性を認めた（図2）。サブグループ解析で異質性の原因について検討を行ったが，研究発表年，サンプルサイズ，発表地域ではその原因は明らかではなかった。高い異質性の背景として，紹介基準や施設での精査方針などでその割合が変化すると推測される。IgA腎症の組織学的評価を報告した研究は1件のみであり，IgA腎症の組織学的重症度分類[4]についてH-grade I が90%であった[5]。Oxford分類[6]について報告した研究は認めなかった。組織学的検討を含む質の高い観察研究が求められる。

　菲薄基底膜病の割合について報告した研究は19編であった。統合の結果，血尿単独症例に腎生検を行って菲薄基底膜病と診断する割合は21.8%（95%CI 16.9～26.7%）であった。$I^2 = 97.0$%と高い異質性を認めた（図3）。報告年別のサブグループ解析では2010年以降の報告で菲薄基底膜病の割合は6.7%と，2010年以前の報告（28.6%）より低かった（P異質性＝0.001）（図4）。精査方針などの時代的変化を反映していると推測される。

　NOSスコアの中央値は1点であり，最も質が高い3点の研究は認めなかった。質の高い研究は限ら

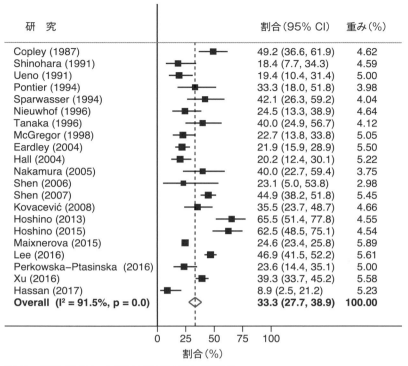

図2　腎生検でIgA腎症が同定される割合

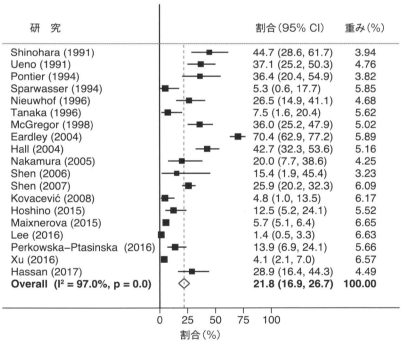

図3　腎生検で菲薄基底膜病が同定される割合

れており，腎生検症例の選択バイアスや医師間での腎病理診断の違いの影響を否定できない。研究の限界として，病理診断基準について定義している論文が限られること，前向きの研究が1件のみであること，複数の腎臓専門医または病理医が診断した研究が1件のみであることなどが挙げられた。

　蛋白尿を伴わない顕微鏡的血尿は，わずかであるが末期腎不全の危険因子であるとされる[7, 8]。血尿単独症例には，IgA腎症や菲薄基底膜病のほかに，Alport症候群など末期腎不全に至る疾患が合併す

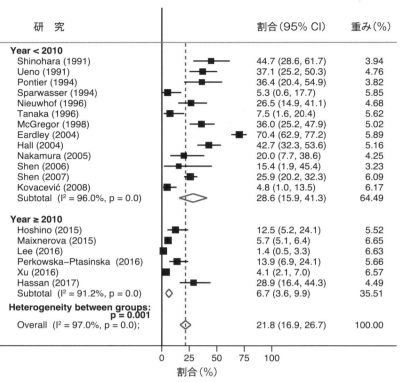

研　究	割合 (95% CI)	重み (%)
Year < 2010		
Shinohara (1991)	44.7 (28.6, 61.7)	3.94
Ueno (1991)	37.1 (25.2, 50.3)	4.76
Pontier (1994)	36.4 (20.4, 54.9)	3.82
Sparwasser (1994)	5.3 (0.6, 17.7)	5.85
Nieuwhof (1996)	26.5 (14.9, 41.1)	4.68
Tanaka (1996)	7.5 (1.6, 20.4)	5.62
McGregor (1998)	36.0 (25.2, 47.9)	5.02
Eardley (2004)	70.4 (62.9, 77.2)	5.89
Hall (2004)	42.7 (32.3, 53.6)	5.16
Nakamura (2005)	20.0 (7.7, 38.6)	4.25
Shen (2006)	15.4 (1.9, 45.4)	3.23
Shen (2007)	25.9 (20.2, 32.3)	6.09
Kovacević (2008)	4.8 (1.0, 13.5)	6.17
Subtotal (I^2 = 96.0%, p = 0.0)	28.6 (15.9, 41.3)	64.49
Year ≥ 2010		
Hoshino (2015)	12.5 (5.2, 24.1)	5.52
Maixnerova (2015)	5.7 (5.1, 6.4)	6.65
Lee (2016)	1.4 (0.5, 3.3)	6.63
Perkowska-Ptasinska (2016)	13.9 (6.9, 24.1)	5.66
Xu (2016)	4.1 (2.1, 7.0)	6.57
Hassan (2017)	28.9 (16.4, 44.3)	4.49
Subtotal (I^2 = 91.2%, p = 0.0)	6.7 (3.6, 9.9)	35.51
Heterogeneity between groups: p = 0.001		
Overall (I^2 = 97.0%, p = 0.0);	21.8 (16.9, 26.7)	100.00

割合 (%)

図4　腎生検で菲薄基底膜病が同定される割合のサブグループ解析

る可能性がある。有病率はより低いが，適切な診断・治療を行うためにもさまざまな角度から検討し，腎生検を施行することが求められる。また，経過中に血尿が消失する例や蛋白尿を発症する例など，さまざまな臨床経過が存在するため，顕微鏡的血尿を呈する例で腎生検を行わない場合は，定期的な経過観察が重要と考えられる。

【文　献】

1. 日本腎臓学会腎生検ガイドブック改訂委員会編. 腎生検ガイドブック 2020. 東京医学社，2020.
2. 血尿診断ガイドライン編集委員会編. 血尿診断ガイドライン 2013. ライフサイエンス出版，2013.
3. Wells GA, Shea B, O'Connell D, et al. The Newcastle-Ottawa Scale (NOS) for assessing the quality of nonrandomised studies in meta-analyses. 2000.
4. 厚生労働科学研究費補助金難治性疾患等政策研究事業（難治性疾患政策研究事業）難治性腎障害に関する調査研究班編. エビデンスに基づく IgA 腎症診療ガイドライン 2020. 東京医学社，2020.
5. Hoshino Y, Kaga T, Abe Y, et al. Renal biopsy findings and clinical indicators of patients with hematuria without overt proteinuria. Clin Exp Nephrol. 2015; 19: 918-924.
6. Trimarchi H, Barratt J, Cattran DC, et al. Oxford Classification of IgA nephropathy 2016: an update from the IgA Nephropathy Classification Working Group. Kidney Int. 2017; 91: 1014-1021.
7. Vivante A, Afek A, Frenkel-Nir Y, et al. Persistent asymptomatic isolated microscopic hematuria in Israeli adolescents and young adults and risk for end-stage renal disease. JAMA. 2011; 306: 729-736.
8. Iseki K, Ikemiya Y, Iseki C, et al. Proteinuria and the risk of developing end-stage renal disease. Kidney Int. 2003; 63: 1468-1474.

泌尿器科領域における顕微鏡的血尿

BQ 9 顕微鏡的血尿の患者で鑑別対象となる泌尿器科疾患は何か？

要　約	顕微鏡的血尿の患者においては，糸球体性の出血ではないことを確認してから泌尿器科疾患を疑う。尿路結石や前立腺肥大症など有病率の高い疾患，生命にかかわる悪性腫瘍など，腎・尿管・膀胱・前立腺・尿道に生じる疾患を念頭に置き，各種検査を計画することが重要である。

【解　説】

　血尿は腎と尿路のすべての部位から生じうるが，泌尿器科で扱うものは非糸球体性血尿である。そのため，まず尿蛋白・病的円柱の有無や尿中赤血球の形態などを調べ，糸球体性血尿か非糸球体性血尿かを鑑別することが重要である。非糸球体性血尿は腎・尿管・膀胱・前立腺・尿道とつながる尿路の血管が破綻して生じる。泌尿器科疾患の出血は肉眼的血尿となることも多いが，中には顕微鏡的血尿を呈する疾患もある。

　顕微鏡的血尿をきたす主な泌尿器科疾患として，尿路結石症，感染症（膀胱炎，腎盂腎炎），悪性腫瘍（尿路上皮癌，腎癌，前立腺癌），外傷，前立腺肥大症，神経因性膀胱，放射線性膀胱炎，薬剤性膀胱炎，腎動静脈奇形，特発性腎出血などがあげられる（表2）。血尿以外の症状によってある程度の鑑別診断は可能である。尿路上皮癌については喫煙，職業歴など危険因子の聴取も重要である（血尿診断アルゴリズムの概要，CQ 2）。

　血尿患者における原因疾患の有病率は，尿路結石，感染症，解剖学的異常，特発性腎出血などが高いが，悪性腫瘍についても見逃すことはできない。悪性腫瘍で顕微鏡的血尿をきたすのは尿路上皮癌が多い。腎癌や前立腺癌も進行すると顕微鏡的血尿を認めることがある。

表2　顕微鏡的血尿を呈する泌尿器科疾患と全身疾患

	感染症	異物	腫瘍	外傷	解剖学的異常	その他
腎	腎盂腎炎	腎結石	腎癌，腎盂癌	腎外傷	腎動静脈奇形（腎動静脈瘻，腎動脈瘤，ナットクラッカー現象）	特発性腎出血
尿管		尿管結石	尿管癌			
膀胱	膀胱炎	膀胱結石，膀胱異物	膀胱癌	膀胱破裂	膀胱憩室	神経因性膀胱，放射線性膀胱炎，間質性膀胱炎，薬剤性膀胱炎
前立腺	前立腺炎		前立腺癌			前立腺肥大症
尿道	尿道炎	尿道結石，尿道異物	尿道癌	尿道損傷		
全身	尿路結核					抗血小板薬・抗凝固薬内服，など

BQ 10　顕微鏡的血尿の患者を一般医家が泌尿器科医に紹介するのはどのような場合か？

| 要　約 | 尿沈渣で非糸球体型赤血球（均一赤血球）を認める場合は泌尿器科的疾患の可能性があり，泌尿器科専門医に紹介する。
顕微鏡的血尿を呈する者のうち，0.2〜5.2％に尿路悪性腫瘍が同定され，その多くは膀胱癌（尿路上皮癌）である。尿路悪性腫瘍のリスクは年齢，性別，喫煙歴，沈渣中の赤血球数または肉眼的血尿の既往の有無に基づいて低・中・高に分類される。特にリスクが高い場合は早急に泌尿器科医に紹介する。 |

【解　説】

　尿沈渣法で顕微鏡的血尿が確認された場合，まずは病歴や身体所見などから，尿路感染，月経，激しい運動，外傷，直近の泌尿器科的処置の有無などに伴う血尿を鑑別する。上記の可能性が十分考慮される場合は，適切な処置または期間の後に再検査を実施する。上記の原因が考えにくい場合や，再検査でも顕微鏡的血尿が持続する場合は，さらに精査を行う（BQ 6）。

　尿沈渣で変形赤血球や赤血球円柱を認めず，非糸球体性血尿と判断された患者に対しては，泌尿器科疾患を考慮して泌尿器科専門医に紹介する。血尿の原因となる泌尿器科疾患は，悪性腫瘍，尿路結石，感染症など多岐にわたる（BQ 9）。中でも見落としを避けるべきは尿路悪性腫瘍である。

　顕微鏡的血尿を呈する者における尿路悪性腫瘍の有病率は0.2〜5.2％と報告されている[1-14]。検出される悪性腫瘍としては膀胱癌が最も多く，ほかに腎盂・尿管癌，腎細胞癌，前立腺癌が挙げられる。ただし，報告された有病率は，顕微鏡的血尿を呈する患者のうち実際に精密検査を受けた患者の数を分母とした数値であることに注意が必要である。すなわち，顕微鏡的血尿を指摘された患者の中で，年齢や喫煙歴をもとに精密検査を強く勧められた患者を多く含んでいると考えられ，真の有病率はより低い可能性がある。また，報告ごとに対象患者群の背景は異なっており，特にいくつかの研究では顕微鏡的血尿のみでなく肉眼的血尿の既往のある患者を含んでいる。

　顕微鏡的血尿を呈する者における尿路悪性腫瘍の存在を予測する因子としては，年齢，性別，喫煙歴，尿沈渣中の赤血球数または肉眼的血尿の既往の有無が複数の研究で挙げられている[2, 4-7, 10-14]。

　顕微鏡的血尿を呈する者において，年齢は尿路悪性腫瘍の存在と関連する重要な因子である。いずれの尿路悪性腫瘍も罹患率は年齢依存性に上昇する。本邦の統計によると，男性では40歳代，女性では50歳代付近から膀胱癌の罹患率の上昇が明瞭となる[15]。そのため，顕微鏡的血尿を呈する者の中でも特に高齢者では精査が推奨される。一方，精査を勧める年齢基準の設定は困難である。若年でも膀胱癌の発生はみられ，本邦では40歳以下の男性，50歳以下の女性において，それぞれ年間100例前後の新規膀胱癌患者が報告されていることには注意を要する[15]。

　性別も尿路悪性腫瘍と関連する重要な因子である。顕微鏡的血尿を呈する患者の中でも，男性は女性と比べて悪性腫瘍が発見される率が高い[4, 5, 7, 11, 12]。これには2つの要因が考えられる。第1に悪性腫瘍の罹患率は男性の方が高いこと，第2に女性では顕微鏡的血尿を生じやすい可能性，である。一般に男性の膀胱癌罹患率は女性の約4倍であり，腎盂尿管癌や腎細胞癌の罹患率も男性は女性と比べて約2倍高い[15]。女性が顕微鏡的血尿を生じやすい原因として，萎縮性腟炎や感染が考えられる。

　喫煙は尿路悪性腫瘍とくに膀胱癌の最大の原因である。顕微鏡的血尿の精査において喫煙歴のある者は尿路悪性腫瘍の有病率が高いことが報告されており[6, 10-15]，喫煙歴を有する患者ではより強く精査を勧めるべきである。

　顕微鏡的血尿の患者において，沈渣中の赤血球数が多いほど尿路悪性腫瘍が存在する可能性が高いとする報告がある[5]。また，顕微鏡的血尿を主訴として来院した患者の中で，肉眼的血尿の既往を有する

表3　AUA/SUFUガイドラインが提唱する顕微鏡的血尿における尿路悪性腫瘍のリスク分類と危険因子

低リスク	中リスク	高リスク
下記のすべてに該当	下記のいずれかに該当	下記のいずれかに該当
・男性40歳未満，女性50歳未満 ・喫煙歴なし，あるいは10箱年未満 ・尿沈渣尿中赤血球3～10個/HPF ・尿路上皮癌の危険因子*がない ・顕微鏡的血尿の既往がない	・男性40～59歳，女性50～59歳 ・喫煙歴10～30箱年 ・尿沈渣尿中赤血球11～25個/HPF ・尿路上皮癌の危険因子*が1つ以上ある ・低リスクと判断されたことがあるが未精査で，再検査の尿沈渣で尿中赤血球3～25個/HPF	・男女とも60歳以上 ・喫煙歴30箱年以上 ・尿沈渣尿中赤血球>25個/HPF ・肉眼的血尿の既往 ・低リスクと判断されたことがあるが未精査で，再検査の尿沈渣で尿中赤血球>25個/HPF

*尿路上皮癌の危険因子
・下部尿路刺激症状
・骨盤臓器への放射線照射の既往
・シクロホスファミドまたはイホスファミドを用いた化学療法歴
・尿路上皮癌またはLynch症候群の家族歴
・ベンゼン化合物や芳香族アミンへの職業的ばく露（ゴム，石油化学製品，染料）
・尿路への慢性的な異物留置

Barocas DA, et al. J Urol 2020; 204: 778-786[16]より改変
Adapted with permission from Wolters Kluwer Health, Inc. © 2020 by American Urological Association Education and Research, Inc.

者は悪性腫瘍の有病率が高い[6, 7, 10, 12]。

　米国泌尿器科学会（AUA）とSociety of Urodynamics, Female Pelvic Medicine & Urogenital Reconstruction（SUFU）は顕微鏡的血尿に対するガイドラインを公表し，リスク分類を提示している（表3）[16]。このAUA/SUFUガイドラインで示されたリスク分類はすでに複数の独立した研究により検証されている[17-19]。一方，本邦において顕微鏡的血尿患者における尿路悪性腫瘍の有病率を検討した大規模な研究は少なく[1, 3]，欧米の研究結果をある程度流用せざるをえない。そのため，本邦独自のあらたなリスク分類を提案するよりは，AUA/SUFUガイドラインのリスク分類をおおむねそのまま採用することが適切と考えた（成人の血尿診断アルゴリズム）。

　AUA/SUFUガイドラインのリスク分類を採用するにあたり，以下の事項を考慮する必要がある。第1に，尿沈渣での顕微鏡的血尿の定義として，AUA/SUFUガイドラインでは尿中赤血球3個/HPF以上としているが，本邦では5個/HPF以上としていることが多い（BQ 1）。第2に，尿路悪性腫瘍の罹患率の人種差である。ただし，膀胱癌の罹患率を本邦と米国で比較した場合，特に女性において米国の方がやや高いものの，リスク分類に影響を及ぼすほどではないと考えられた[20]。第3は，各因子の閾値の設定である。AUA/SUFUガイドラインでは年齢，喫煙の程度，沈渣中の赤血球数の閾値を詳細に設定

してはいるものの，これらは厳密な根拠に基づき決定されたものではない。例えば年齢については他のガイドラインでは異なる閾値が用いられており，その結果，特に中リスク相当群の定義はガイドラインによって相違がある[21-23]。

　第4は，下部尿路の検査法についてである。顕微鏡的血尿患者を対象とした疫学研究の多くは，膀胱癌の検出に膀胱鏡検査を用いている。AUA/SUFUガイドラインでも，中リスク群・高リスク群のすべての患者と，低リスク群でもshared decision makingを経て希望する患者に対しては，下部尿路の検索に膀胱鏡検査を推奨している[16]。しかし，本邦の実臨床では下部尿路の初期検査として，膀胱鏡よりも超音波断層法が多く用いられているのが実情と思われる。リスク分類の作成に際しては，リスク群ごとに推奨する対応（検査法）を決めておくことが適切と考えるが，中・高リスク群のすべての患者に膀胱鏡検査を実施することは現実的ではない。AUA/SUFUガイドラインを本邦に当てはめる際に，各リスク群で実施する検査法についてはそれぞれ個別のBQ/CQを参照されたい。

　以上の考えに基づき，本ガイドラインでは「尿路上皮癌リスクに基づく血尿の分類」を提唱する（成人の血尿診断アルゴリズム）。一般医家において，均一赤血球（非糸球体性血尿）による顕微鏡的血尿を認めた場合は泌尿器科専門医へ紹介する。泌尿器

科専門医においては尿路上皮癌のリスクに応じて精査を行う。ただし低リスク群では，一般医家において，悪性腫瘍のリスクは非常に低いことを説明し，同意が得られたら，即座に精査を行わず半年以内に再検査とすることも可能である。

【文　献】

1. Murakami S, Igarashi T, Hara S, et al. Strategies for asymptomatic microscopic hematuria: a prospective study of 1,034 patients. J Urol. 1990; 144: 99-101.
2. Khadra MH, Pickard RS, Charlton M, et al. A prospective analysis of 1,930 patients with hematuria to evaluate current diagnostic practice. J Urol. 2000; 163: 524-527.
3. Sugimura K, Ikemoto SI, Kawashima H, et al. Microscopic hematuria as a screening marker for urinary tract malignancies. Int J Urol. 2001; 8: 1-5.
4. Edwards TJ, Dickinson AJ, Natale S, et al. A prospective analysis of the diagnostic yield resulting from the attendance of 4020 patients at a protocol-driven haematuria clinic. BJU Int. 2006; 97: 301-305.
5. Jung H, Gleason JM, Loo RK, et al. Association of hematuria on microscopic urinalysis and risk of urinary tract cancer. J Urol. 2011; 185: 1698-1703.
6. Cha EK, Tirsar LA, Schwentner C, et al. Accurate risk assessment of patients with asymptomatic hematuria for the presence of bladder cancer. World J Urol. 2012; 30: 847-852.
7. Loo RK, Lieberman SF, Slezak JM, et al. Stratifying risk of urinary tract malignant tumors in patients with asymptomatic microscopic hematuria. Mayo Clin Proc. 2013; 88: 129-138.
8. Kang M, Lee S, Jeong SJ, et al. Characteristics and significant predictors of detecting underlying diseases in adults with asymptomatic microscopic hematuria: A large case series of a Korean population. Int J Urol. 2015; 22: 389-393.
9. Ordell Sundelin M, Jensen JB. Asymptomatic microscopic hematuria as a predictor of neoplasia in the urinary tract. Scand J Urol. 2017; 51: 373-375.
10. Lippmann QK, Slezak JM, Menefee SA, et al. Evaluation of microscopic hematuria and risk of urologic cancer in female patients. Am J Obstet Gynecol. 2017; 216: 146.e1-e146.
11. Samson P, Waingankar N, Shah P, et al. Predictors of genitourinary malignancy in patients with asymptomatic microscopic hematuria. Urol Oncol. 2018; 36: 10.e1-10.e6.
12. Tan WS, Ahmad A, Feber A, et al. DETECT I trial collaborators. Development and validation of a haematuria cancer risk score to identify patients at risk of harbouring cancer. J Intern Med. 2019; 285: 436-445.
13. Gonzalez AN, Lipsky MJ, Li G, et al. The Prevalence of Bladder Cancer During Cystoscopy for Asymptomatic Microscopic Hematuria. Urology. 2019; 126: 34-38.
14. Matulewicz RS, Rademaker A, Meeks JJ. A simplified nomogram to assess risk of bladder cancer in patients with a new diagnosis of microscopic hematuria. Urol Oncol. 2020; 38: 240-246.
15. 国立がん研究センター．がん情報サービス．https://ganjoho.jp/public/index.html
16. Barocas DA, Boorjian SA, Alvarez RD, et al. Microhematuria: AUA/SUFU Guideline. J Urol. 2020; 204: 778-786.
17. Woldu SL, Ng CK, Loo RK, et al. Evaluation of the New American Urological Association Guidelines Risk Classification for Hematuria. J Urol. 2021; 205: 1387-1393.
18. Sancı A, Oktar A, Gokce MI, et al. Comparison of Microscopic Hematuria Guidelines as Applied in 1018 Patients With Microscopic Hematuria. Urology. 2021; 154: 28-32.
19. Gold SA, Kenigsberg AP, Lotan Y. Diagnostic and Cost Implications of the 2020 AUA Microhematuria Guidelines: Modeling Impact in a Large Public Health Care System. J Urol. 2022; 207: 52-60.
20. WHO: International Agency for Research on Cancer. Global Cancer Observatory. https://gco.iarc.fr/
21. van der Molen AJ, Hovius MC. Hematuria: a problem-based imaging algorithm illustrating the recent Dutch guidelines on hematuria. AJR Am J Roentgenol. 2012; 198: 1256-1265.
22. Kassouf W, Aprikian A, Black P, et al. Recommendations for the improvement of bladder cancer quality of care in Canada: A consensus document reviewed and endorsed by Bladder Cancer Canada (BCC), Canadian Urologic Oncology Group (CUOG), and Canadian Urological Association (CUA), December 2015. Can Urol Assoc J. 2016; 10: E46-E80.
23. NICE- National Institute for Health and Care Excellence. Suspected cancer: recognition and referral. NICE guideline [NG12] (Published: 23 June 2015, Last updated: 15 December 2021).
https://www.nice.org.uk/guidance/ng12/chapter/Recommendations-organised-by-symptom-and-findings-of-primary-care-investigations

BQ 11 泌尿器科専門医として顕微鏡的血尿の患者に対して悪性腫瘍の検索目的に行う検査は何か？

要約

泌尿器科専門医が顕微鏡的血尿の精査として用いる初期検査には，尿細胞診，膀胱鏡検査，超音波検査，CT urography，MRI などがある。これらの検査はリスク分類（成人の血尿診断アルゴリズム）に基づいて選択される。尿細胞診は侵襲度が低く簡便に施行可能な検査であり，特に上皮内癌（carcinoma in situ: CIS）の存在が疑われる患者には尿細胞診の施行が望ましい。

【解　説】

1．尿細胞診

尿細胞診は尿中に排出される尿路上皮剥離細胞の異型度を評価する診断法である。顕微鏡的血尿の一次スクリーニングでは，患者自身が自然に排出した尿である自然尿を用いて尿細胞診が行われる。尿細胞診の判定法としてクラス分類が長く用いられてきたが，最近のメタ解析でクラス分類を用いた尿細胞診による尿路上皮癌検出の感度は 0〜59%，特異度は 97〜100% と報告されている[1]。2021 年に刊行された「腎盂・尿管・膀胱癌取扱い規約（第 2 版）」[2]では，尿細胞診の報告様式として高悪性度尿路上皮癌の評価に重きを置いたパリシステム（Paris System for Reporting Urinary Cytology）を基本的に採用している。

尿管カテーテル法を用いた上部尿路尿細胞診は泌尿器科専門医として行う検査の一つである。膀胱鏡を用いて尿管にカテーテルを挿入し，上部尿路尿を採取し，同時に逆行性腎盂尿管造影検査を行い，陰影欠損の有無などを評価する。尿管鏡を用いた上部尿路の観察や粘膜・腫瘍生検はさらなる精査として行われ，この際に尿管鏡より上部尿路尿を採取することも可能である。「腎盂・尿管癌診療ガイドライン 2014 年版」[3]では，画像で上部尿路に所見を認めるが自然尿細胞診が陰性の症例や，画像上で上部尿路に所見を認めないが自然尿細胞診が陽性で膀胱癌の存在が否定された症例に，これらの精査を行うことを指示している。

2．膀胱鏡検査

膀胱鏡検査が膀胱癌の検出に最も有用な検査であることは周知の事実である[4]。しかしながら，特に男性にとっては侵襲のある検査でもある。欧州泌尿器科学会（EAU）の「筋層非浸潤性膀胱癌（non-muscle invasive bladder cancer）ガイドライン 2021 年版」[5]では，術後の経過観察ツールの第一選択を膀胱鏡検査としながらも，低リスク群にかぎり，膀胱鏡検査を拒否する患者には超音波検査を代替として指示している。一方，AUA/SUFU ガイドライン[6]では基本的に全例に対して膀胱鏡検査の施行が推奨されている。

本邦においては侵襲度合いを鑑み，患者が膀胱鏡検査を強く希望しない場合や悪性疾患のリスクが低い場合，または患者の状態が不良な場合には，超音波検査などの他の検査法での代用も検討する余地があると考える。

3．超音波検査

超音波検査の最大の利点は侵襲度の低さである。また他の画像検査に比して簡便で低コストでもある。一方，被検者の体型や検査施行者の技量などに影響され，検査の質が安定しないという欠点もある。

AUA/SUFU ガイドライン[6]では悪性腫瘍のリスクが低・中程度の群には超音波検査が推奨されている。しかしながら，注目すべきは超音波検査があくまで腎臓の悪性腫瘍の検出を目的としたものであり，膀胱の評価に対しては膀胱鏡検査を推奨している点である。これは，超音波検査を含めた画像検査の膀胱癌検出能が，膀胱鏡検査に比して低いという報告に基づいている[7]。さらに，肥満被検者の多い欧米での結果をそのまま本邦に当てはめることにも疑問が残る。各種画像検査において肥満被検者の増加に相関して「体型による限界」という記載のある読影レポートが増加し，さらにその記載が最も顕著なのは腹部超音波検査であったという報告もある[8]。

一方，超音波検査の性質上，診断が困難なものもある。まず膀胱癌に関しては，「膀胱癌診療ガイドライン 2019 年版」[4]において，腫瘍径が 5 mm 以下

や CIS のような平坦型の腫瘍の検出は困難とされている。また腎盂・尿管癌の検出にも適していない。腎盂・尿管癌の画像検査は，「腎盂・尿管癌診療ガイドライン 2014 年版」[3]において第一選択がそれまでの超音波検査＋排泄性尿路造影から CT urography に変更された。AUA/SUFU ガイドライン[6]においても，悪性腫瘍のリスクが高い群においては膀胱鏡検査と CT urography が推奨されている。

膀胱鏡検査や CT urography は侵襲度の高い検査である。最初のスクリーニング検査として超音波検査は有用と思われるが，より適切な症例選択のためにも，本邦独自に顕微鏡的血尿患者を対象とした超音波検査における尿路悪性腫瘍の検出能を検証することが望まれる。

4．CT urography

CT urography とは，腎盂・尿管癌が造影剤で満たされる排泄相の像（造影剤投与後 8～10 分）を含めて，造影前後の薄いスライス厚で尿路を評価する CT 検査である[9]。「腎盂・尿管癌診療ガイドライン 2014 年版」[3]や「画像診断ガイドライン 2021 年版」[10]においても第一選択の検査と位置付けられている。一方，膀胱癌の検出においてはやはり膀胱鏡が最も有用となる[4]。AUA/SUFU ガイドライン[6]では腎盂・尿管癌のリスクが高い患者に対して CT urography の施行が推奨されている。

5．MRI/MR urography

MRI には被ばくがないという利点があるが，強力な磁場による体内金属の影響，検査中の患者観察が難しい，閉所恐怖症など避けがたい問題がある。MR urography は CT urography に比べて空間分解能で劣ることや石灰化を検出できないことから，単純に CT urography の代替となるものではない。AUA/SUFU ガイドライン[6]では，腎機能障害や

ヨードアレルギーなどで CT urography が施行できない症例において MR urography が推奨されているが，検出できるのは尿路狭窄や閉塞の部位であり，その原因（結石，腫瘍など）を調べるには拡散強調像やダイナミック造影検査などの MRI 撮影の追加が必要となる。MRI を追加したとしても小さな結石・腫瘍の検出において十分な能力を有しているとはいえず，「膀胱癌診療ガイドライン 2019 年版」[4]や「画像診断ガイドライン 2021 年版」[10]で示されるように，MRI に期待される役割は局所における腫瘍深達度評価である。

【文　献】

1. Jubber I, Shariat SF, Conroy S, et al. Non-visible haematuria for the Detection of Bladder, Upper Tract, and Kidney Cancer: An Updated Systematic Review and Meta-analysis. Eur Urol. 2020; 77: 583-598.
2. 日本泌尿器科学会，日本病理学会，日本医学放射線学会，日本臨床腫瘍学会編．腎盂・尿管・膀胱癌取扱い規約 第 2 版．医学図書出版，2021.
3. 日本泌尿器科学会編．腎盂・尿管癌診療ガイドライン 2014 年版．メディカルレビュー社，2014.
4. 日本泌尿器科学会編．膀胱癌診療ガイドライン 2019 年版．医学図書出版，2019.
5. Babjuk M, Burger M, Capoun O, et al. European Association of Urology Guidelines on Non-muscle-invasive Bladder Cancer (Ta, T1, and Carcinoma in Situ). Eur Urol. 2022; 81: 75-94.
6. Barocas DA, Boorjian SA, Alvarez RD, et al. Microhematuria: AUA/SUFU Guideline. J Urol. 2020; 204: 778-786.
7. Tan WS, Sarpong R, Khetrapal P, et al. DETECT I Trial Collaborators. Can Renal and Bladder Ultrasound Replace Computerized Tomography Urogram in Patients Investigated for Microscopic Hematuria? J Urol. 2018; 200: 973-980.
8. Uppot RN, Sahani DV, Hahn PF, et al. Effect of obesity on image quality: fifteen-year longitudinal study for evaluation of dictated radiology reports. Radiology. 2006; 240: 435-439.
9. Rouprêt M, Babjuk M, Burger M, et al. European Association of Urology Guidelines on Upper Urinary Tract Urothelial Carcinoma: 2020 Update. Eur Urol. 2021; 79: 62-79.
10. 日本医学放射線学会編．画像診断ガイドライン 2021 年版．金原出版，2021.

泌尿器科領域における顕微鏡的血尿

BQ 12　抗血小板薬，抗凝固薬を服用している顕微鏡的血尿患者に対して通常の精査は必要か？

要　約　抗血小板薬または抗凝固薬を服用している患者において顕微鏡的血尿が認められた場合，服用が原因であると判断することは困難であるため，これらの薬物を服用していない患者と同様に評価を行う必要があり，リスク分類に基づく精査を考慮する。

【解　説】

　抗血栓療法には抗血小板薬と抗凝固薬が用いられる。心筋梗塞や脳梗塞は血流の速い環境下での血小板の活性化による動脈血栓が主な病態であり，予防には抗血小板薬が有効となる。抗血小板薬にはトロンボキサン A_2 の合成を阻害するアスピリン，$P2Y_{12}$ 受容体を阻害することによって抗血小板作用を発揮するチエノピリジン系のチクロピジン，クロピドグレルなどがある。一方，深部静脈血栓症，肺塞栓症，心原性脳塞栓症は，血流の滞留した環境下での凝固因子の活性化による静脈血栓が主な病態であると考えられ，予防には抗凝固薬が用いられる。血液凝固因子（Ⅱ，Ⅶ，Ⅸ，Ⅹ）を抑制することで抗凝固作用を示すワルファリンは，心房細動に伴う脳塞栓症の予防をはじめ，深部静脈血栓症による肺塞栓の予防などに広く使用されている。また，トロンビンまたは第Ⅹ因子を直接阻害することで効果を発揮する直接経口抗凝固薬（direct oral anticoagulant: DOAC）も広く用いられている。

　しかしながら，これらの薬物による抗血栓療法は治療中に非特異的な出血を助長する副作用を有しており，血尿との関連については抗血栓療法中の副作用としてまとめて検討されることも多い。

　抗血栓療法により肉眼的血尿が増加するとの報告がある。カナダ・オンタリオ州における人口ベースの252万例のコホート研究では，81万例が抗血栓療法を受け，中央値7.3年の観察期間で救急外来受診や入院・泌尿器科学的精査や処置といった血尿関連イベントの発生率は，抗血栓薬投与中の患者では1000人年あたり123.95イベントであったのに対して，投与されていない患者では1000人年あたり80.17イベントであった（$P<0.001$）[1]。抗血栓薬投与中の患者での血尿関連イベントの発生率は，抗凝固薬と抗血小板薬の両方を投与された患者で1000人年あたり191.61イベント，抗凝固薬投与患者で140.92イベント，抗血小板薬投与患者で110.72イベントであった。

　一方で，抗血栓療法と顕微鏡的血尿の関係について検討した大規模な疫学研究の報告は限られている。使用される薬物や投与量によっても差異がある可能性に留意する必要があるが，ここでアスピリン投与に関する報告を紹介する。56,632例の健康成人を対象に前方視的にデータを収集した報告では，顕微鏡的血尿は3,517例（6.2%）で確認された[2]。低用量アスピリンを使用したのは4,254例（7.5%）であり，顕微鏡的血尿はアスピリン使用者で6.1%（258/4,254），非使用者で6.2%（3,259/52,378）であった。多変量解析では，アスピリンの使用は顕微鏡的血尿のリスクを増加させなかったと結論づけた（オッズ比1.0，95%CI 0.9〜1.2，$P=0.79$）。また，ベースラインで血尿がなかった者のうち，9,199例（17.3%）がフォローアップスクリーニングを受け，顕微鏡的血尿の発生率は，アスピリン使用者で4.4%（27/614），非使用者で4.1%（348/8,585）であった（$P=0.67$）。一方で，ベースラインで顕微鏡的血尿があった1,619例のうち，911例（56.3%）は持続的な顕微鏡的血尿を示し，アスピリン使用者（60.6%，57/94）と非使用者（56.0%，854/1,525）の間で差は認めなかった（$P=0.39$）。アスピリンの内服が顕微鏡的血尿の増加に寄与する可能性は数パーセント程度であり，顕微鏡的血尿の著明な増加には寄与しないことが推察される。

　さらに，抗血栓療法中の肉眼的血尿は尿路上皮癌の発見につながることが多いという報告もされている。前述のオンタリオ州のコホート研究において，抗血栓薬が投与された患者はこれらの薬が投与されなかった患者と比較して，6ヵ月以内に膀胱癌と診断された割合が高かった（0.38%対0.70%）[1]。この結果については，抗血栓薬の使用が尿路上皮癌の発生に直接関係するとは考えにくく，血尿を契機とし

て精査の機会が増えたことが一因として推測される。

　一般に，抗血栓療法中の患者で肉眼的血尿または顕微鏡的血尿があった場合に，それらが抗血栓薬に起因する血尿であると判断することは困難であり，一般の患者と同程度の悪性腫瘍のリスクを有するという前提で対処することが望ましいと推測される。抗血栓薬の種類や投与量にかかわらず，抗血栓療法中の患者も抗血栓薬を使用していない患者と同じ方法で，リスク分類に基づいた評価を施行することが適切であると考えられる。これらの対応は AUA/

SUFU ガイドラインでも同様に推奨されている（強く推奨，エビデンスレベル C）[3]。

【文　献】

1. Wallis CJD, Juvet T, Lee Y, et al. Association Between Use of Antithrombotic Medication and Hematuria-Related Complications. JAMA. 2017; 318: 1260-1271.
2. Jeong CW, Lee S, Byun SS, et al. No increase in risk of microscopic hematuria with aspirin use by asymptomatic healthy people. JAMA Intern Med. 2013; 173: 1145-1146.
3. Barocas DA, Boorjian SA, Alvarez RD, et al. Microhematuria: AUA/SUFU Guideline. J Urol. 2020; 204: 778-786.

泌尿器科領域における顕微鏡的血尿

BQ 13 顕微鏡的血尿の初回精査で異常を指摘されなかった患者に対して定期的経過観察は必要か？

要 約

顕微鏡的血尿に対する初回精査で異常を指摘されなかった患者で，その後に尿路悪性腫瘍が検出される確率は，0〜数％程度と報告されており，少数ながら悪性腫瘍が検出されることから，初回精査で異常を指摘されなくても未確認の悪性腫瘍が存在する可能性がある。悪性腫瘍の発見が手後れになるのを回避するため，初回精査から12ヵ月以内に尿検査によって再度評価することを考慮する。

【解 説】

無症候性顕微鏡的血尿の1,332例を対象とした米国の後方視的研究では，初回精査にて尿路上皮癌を21例，腎腫瘍を7例に認めた[1]。異常を認めなかった残りの患者のうち，経過観察が可能で，観察期間中央値20ヵ月において中央値4回の尿検査を施行したのは843例で，このうち637例（76％）において顕微鏡的血尿が持続または再燃していた。つまり，初回精査で異常を認めなかった患者において，高い確率で顕微鏡的血尿が継続または再燃し，経過観察が必要な対象となりうることが推測される。

初回精査で異常を指摘されなかった無症候性顕微鏡的血尿患者において，その後に泌尿器悪性腫瘍が検出される確率は0〜数％程度と報告されている。本邦でのコホート研究において，初回精査で異常を指摘されなかった無症候性顕微鏡的血尿患者421例のうち3例（0.7％）が，初回精査から3年以内に膀胱癌と診断されたと報告されている[2]。無症候性顕微鏡的血尿があり，初回精査で異常を認めなかった50歳以上の男性234例を長期に経過観察した研究では，喫煙歴のある2例（0.85％）が，最初の陰性評価からそれぞれ6.7年後と11.4年後に膀胱癌を発症した[3]。また，前述の1,332例を対象とした米国の研究では，初回精査で異常を認めず持続性/再燃性の顕微鏡的血尿を示した637例において，膀胱鏡検査による再検査が161例に施行され，2例（1.2％）で膀胱癌が明らかとなり，上部尿路画像検査による再検査は317例に施行され，4例（1.3％）で新規に腎細胞癌が疑われる腎腫瘍が明らかとなった（腎細胞癌1例，経過観察3例）[1]。喫煙を含む既知の癌誘発因子へのばく露がない無症候性顕微鏡的血尿患者87例を対象としたコホート研究では，3年間の追跡で診断された唯一の悪性腫瘍は前立腺癌1例のみで

あったと報告されている[4]。

精査方法のばらつき，追跡期間，顕微鏡的血尿の診断方法などの違いがあるものの，再評価での泌尿器悪性腫瘍の発生率は一貫して低いという印象であるが，一部の患者において経過観察により悪性腫瘍が発見される可能性があることを，これらの研究は示している。未確認の悪性腫瘍が存在する場合に発見が手後れになるのを回避するため，AUA/SUFUガイドラインでは，初回精査で異常を認めなかった顕微鏡的血尿患者のその後の経過観察について，初回精査から12ヵ月以内に再度の尿検査を施行することを推奨している（条件付きの推奨：エビデンスレベルC）[5]。一方，初回精査で異常を認めず，その後の尿検査でも悪性腫瘍を認めない場合は，悪性腫瘍のリスクがきわめて低く，それ以降の尿路精査を中止することも検討されるとしている（条件付きの推奨：エビデンスレベルC）[5]。

また，肉眼的血尿[6]，高度の顕微鏡的血尿[7]，排尿症状を有する状況[8]において悪性腫瘍の有病率が高いことが報告されている。AUA/SUFUガイドラインでは経過観察中にこれら症状の新規出現があった場合に追加の精査を施行することが望ましいとしている（中等度の推奨：エビデンスレベルC）[5]。さらに，さまざまな病態により持続性顕微鏡的血尿となりうるが，前立腺肥大や閉塞のない尿路結石，尿路表面の脆弱な血管の存在などの，医学的介入を必要としない場合には，悪性病変がマスクされてしまう可能性があることを認識し，個々の患者に対して適切に対応することが望まれる。

顕微鏡的血尿に対する初回精査で異常を認めず，その後に尿路悪性腫瘍が検出される症例が存在することが報告されているが，定期的に経過観察することで臨床上重篤な癌の早期発見や予後の改善が得ら

れるかどうかは明らかではない。また，本ガイドラインにおいては顕微鏡的血尿患者における悪性腫瘍に関するリスク分類を提唱し，リスク分類に基づいて推奨すべき検査を提示している（成人の血尿診断アルゴリズム）。顕微鏡的血尿の初回精査で異常を認めない患者に対する対応を，持続性または再燃性の顕微鏡的血尿患者に対しても適用できるかどうかについては，検討を要する。

【文　献】

1. Pak JS, Wang EY, Lee K, et al. Diagnostic yield of repeat evaluation for asymptomatic microscopic hematuria after negative initial workup. Urol Oncol. 2021; 39: 300.e1-300.e6.
2. Murakami S, Igarashi T, Hara S, et al. Strategies for asymptomatic microscopic hematuria: a prospective study of 1,034 patients. J Urol. 1990; 144: 99-101.
3. Madeb R, Golijanin D, Knopf J, et al. Long-term outcome of patients with a negative work-up for asymptomatic microhematuria. Urology. 2010; 75: 20-25.
4. Pichler R, Heidegger I, Leonhartsberger N, et al. The need for repeated urological evaluation in low-risk patients with microscopic hematuria after negative diagnostic work-up. Anticancer Res. 2013; 33: 5525-5530.
5. Barocas DA, Boorjian SA, Alvarez RD, et al. Microhematuria: AUA/SUFU Guideline. J Urol. 2020; 204: 778-786.
6. Tan WS, Sarpong R, Khetrapal P, et al. DETECT I Trial Collaborators. Can Renal and Bladder Ultrasound Replace Computerized Tomography Urogram in Patients Investigated for Microscopic Hematuria? J Urol. 2018; 200: 973-980.
7. Jung H, Gleason JM, Loo RK, et al. Association of hematuria on microscopic urinalysis and risk of urinary tract cancer. J Urol. 2011; 185: 1698-1703.
8. Elmussareh M, Young M, Ordell Sundelin M, et al. Outcomes of haematuria referrals: two-year data from a single large university hospital in Denmark. Scand J Urol. 2017; 51: 282-289.

泌尿器科領域における顕微鏡的血尿

CQ 2　顕微鏡的血尿を呈する尿路上皮癌中リスク集団に対して尿路上皮癌のスクリーニング検査として膀胱鏡検査は推奨されるか？

Answer	顕微鏡的血尿を呈する 40 歳以上の男性，または 50 歳以上の女性（尿路上皮癌のリスク分類で中リスク・高リスク）では膀胱鏡検査を行うことを考慮する。（推奨の強さ：弱い，エビデンスの確実性：C）
要　約	尿路上皮癌の中リスク集団とは，① 男性 40〜59 歳/女性 50〜59 歳，② 尿中赤血球 11〜25 個/HPF，③ 1 つ以上の危険因子あり，のいずれかに該当する集団を指す（危険因子については成人の血尿診断アルゴリズムを参照）。これらの集団には high grade UC（高異型度尿路上皮癌）が含まれている可能性があるため，まず尿細胞診を施行し，加えて腎膀胱超音波検査と膀胱鏡検査を考慮すべきである。

【解　説】

尿路上皮癌は男性では全悪性腫瘍のうちの約 6.8%，女性では約 3.6% を占める（国立がんセンターがん情報サービス全国がん登録罹患データ，2018 年より）[1]。尿路上皮癌罹患率は男女とも 45 歳ころから上昇し始め，60 歳以上で急上昇する。尿路上皮癌の危険因子として，40 歳以上の男性，喫煙，芳香族アミンなど有害物質へのばく露，肉眼的血尿，泌尿器科疾患の既往，膀胱刺激症状，尿路感染の既往，フェナセチンなどの鎮痛薬の多用，骨盤放射線照射の既往，シクロホスファミドの投与歴があげられる[2]。

無症候性の顕微鏡的血尿に対しても悪性疾患を見逃さないことが重要で，そのうち尿路上皮癌のスクリーニングが最も重要と考えられる。欧米のガイドライン，システマティックレビューでは危険因子別に低リスク，中リスク，高リスクに分類され[3]，その検証がいくつかなされている。AUA/SUFU ガイドラインのリスク分類（BQ 10 の表3）では，リスク別に各検査のアルゴリズムが提示されており，リスクに応じて膀胱鏡検査，超音波検査，CT urography などの施行が推奨されている[3]。中リスクにおいて膀胱癌の検出率は 1〜2% であり，画像検査の感度は低いが，膀胱鏡検査の感度は 98% とされ，膀胱鏡と腎臓超音波検査を併せたスクリーニングが推奨されている[3]。

2020 年の AUA/SUFU ガイドラインの検証として 1,018 例の顕微鏡的血尿患者について調査したところ，尿路悪性腫瘍の検出率は 3.3%（34/1,018 例）であった。悪性腫瘍を認めた 34 例はすべて中リスク群または高リスク群であり，経尿道的膀胱腫瘍切除術を施行後の病理所見は，low grade Ta が 32 例（94%），high grade T1 が 2 例（6%）であった[4]。もう 1 つの検証論文として多国籍コホート研究では 15,779 例の患者が解析され，727 例（4.6%）が低リスク，1,863 例（11.8%）が中リスク，13,189 例（83.6%）が高リスクと分類された。全体で合計 857 例の膀胱癌が診断され，膀胱癌の発生率は 5.4% であった。膀胱癌は男性，喫煙者，高齢者，肉眼的血尿のある患者でより多くみられた。低リスク群，中リスク群，高リスク群のがん発生率は，それぞれ 0.4%（3 例），1.0%（18 例），6.3%（836 例）と報告されている[5]。

また別のシステマティックレビューとメタ解析では顕微鏡的血尿を評価した患者 24,366 例を含む合計 30 件の研究が統合解析され，診断率は膀胱癌 2.00%（95%CI 1.30〜3.09%），上部尿路上皮癌 0.02%（95%CI 0.0〜0.15%），腎細胞癌 0.18%（95%CI 0.09〜0.36%）であった。コホートの 95% 以上に膀胱鏡検査および/または CT urography を施行したグループの層別化解析では，診断率は膀胱癌 2.74%（95%CI 1.81〜4.12%），上部尿路上皮癌 0.09%（95%CI 0.01%〜0.75%），腎細胞癌 0.10%（95%CI 0.04〜0.23%）であったが，高リスクコホートでは診断率が膀胱癌で 4.61%（95%CI 2.34〜8.90%），上部尿路上皮癌で 0.45%（95%CI 0.22〜0.95%）に上昇した[6]。

以上より，高リスク集団での尿路上皮癌スクリーニングにおける膀胱鏡の有用性は明らかである。しかし，中リスク集団は実数として少なく，かつ尿路上皮癌の検出率も1〜3％程度であることを考慮すると，検査の侵襲性と医療費は無視できない問題である。Goldらは2020年のAUA/SUFUガイドラインにおけるリスク群ごとの適用検査とその全医療費について調査し，2012年のAUAガイドラインと比較しても医療費は低減されており，リスク別の検査アルゴリズムは医療費適正化にとっても有益であると報告している。また，中リスク群で発見された膀胱癌3例中1例はhigh grade腫瘍であったと報告している[7]。

AUA/SUFUガイドラインでは尿細胞診/尿中腫瘍マーカー（膀胱腫瘍抗原〔BTA〕，核マトリックスプロテイン22〔NMP22〕，ウロビジョンなど）検査をスクリーニング目的では行うべきでない（強く推奨，エビデンスレベルC）とする一方，持続する顕微鏡的血尿や膀胱刺激症状を合併する場合は考慮してもよいとも述べている[3]。現在の尿細胞診は，2016年に発表された国際標準の尿細胞診報告様式（パリシステム）[8]に従って，high grade腫瘍の検出に重点をおいて診断することが世界的な合意となっている。したがって，中リスク群にも致死的なhigh grade腫瘍が含まれることを考慮すれば，中リスク群に対して尿細胞診をスクリーニング検査で行うことは考慮してよいと思われる。

また，本邦では明確なエビデンスはないものの，顕微鏡的血尿患者に対して腎尿路超音波検査（おもに水腎症と膀胱内隆起性病変の有無確認）と尿細胞診（尿路系平坦病変の有無確認）が日常臨床で行われることが多い。

以上のエビデンスと本邦での実情を踏まえ，リスク分類とリスク別の検査については，成人の血尿診断アルゴリズムに示す。中リスクでは膀胱鏡検査および腎膀胱超音波検査を考慮すること，男性では苦痛の少ない軟性膀胱鏡を用いることが推奨される。また患者側要因により膀胱鏡検査が困難な場合は，代替として腎膀胱超音波検査と尿細胞診を行い，尿の再検査を必ず行う。

【文　献】
1. 国立がん研究センター. がん情報サービス. https://ganjoho.jp/public/index.html
2. Grossfeld GD, Litwin MS, Wolf JS, et al. Evaluation of asymptomatic microscopic hematuria in adults: the American Urological Association best practice policy—part I: definition, detection, prevalence, and etiology. Urology. 2001; 57: 599-603.
3. Barocas DA, Boorjian SA, Alvarez RD, et al. Microhematuria: AUA/SUFU Guideline. J Urol. 2020; 204: 778-786.
4. Sancı A, Oktar A, Gokce MI, et al. Comparison of Microscopic Hematuria Guidelines as Applied in 1018 Patients With Microscopic Hematuria. Urology. 2021; 154: 28-32.
5. Woldu SL, Ng CK, Loo RK, et al. Evaluation of the New American Urological Association Guidelines Risk Classification for Hematuria. J Urol. 2021; 205: 1387-1393.
6. Waisbrod S, Natsos A, Wettstein MS, et al. Assessment of Diagnostic Yield of Cystoscopy and Computed Tomographic Urography for Urinary Tract Cancers in Patients Evaluated for Microhematuria: A Systematic Review and Meta-analysis. JAMA Netw Open. 2021; 4: e218409.
7. Gold SA, Kenigsberg AP, Lotan Y. Diagnostic and Cost Implications of the 2020 AUA Microhematuria Guidelines: Modeling Impact in a Large Public Health Care System. J Urol. 2022; 207: 52-60.
8. Rosenthal DL, Wojcik EM, Kurtycz DFI. The Paris System for Reporting Urinary Cytology. Springer, 2016.

泌尿器科領域における顕微鏡的血尿

CQ 3 | 成人の尿路上皮癌高リスク患者の診断において CT urography は推奨されるか？

Answer	肉眼的血尿を呈する患者（ただし，内科的に注意すべき肉眼的血尿の可能性が低い場合）に対して CT urography を行うことを推奨する。（推奨の強さ：強い，エビデンスの確実性：B） 顕微鏡的血尿を呈する尿路上皮癌高リスク集団に対して CT urography を行うことを提案する。（推奨の強さ：弱い，エビデンスの確実性：C）
要　約	CT urography は上部尿路上皮癌検出における診断能が高く，メタ解析にて感度 96%，特異度 99% と報告されている。尿路上皮癌のリスクが高い肉眼的血尿では CT urography による上部尿路上皮癌の検索が推奨されるが，顕微鏡的血尿では CT urography による被ばくや造影剤の副作用のリスクを勘案し，高リスク集団に対して CT urography を行うことを提案する。

【解　説】

尿路上皮癌診断における CT urography の有用性について定性的システマティックレビューを行った。日本医学図書館協会が作成した検索式を用いて 1970～2021 年の期間で PubMed，医中誌，Cochrane Library で文献検索を行い，252 編のアブストラクトを抽出した。これらにつき 2 名の評価者が独立して評価を行い，一次スクリーニングで 208 編を除外した。抽出された 44 編に対して二次スクリーニングを行い，最終的に 22 編を解析対象とした。

尿路上皮癌検出における CT urography の診断能を検討した研究は 19 編で，このうち上部尿路上皮癌の診断能についての検討を含む報告は 11 編であった[1-11]。これらの報告において CT urography による尿路上皮癌診断の感度は 66.7～100%，特異度は 51～100% であり，感度・特異度が明確に記載されていた 9 編のうち 6 編では感度・特異度ともに 90% 以上であった[2, 5, 7, 8, 10, 11]。メタ解析は 1 編あり，プール解析にて感度 96%，特異度 99% と報告されている[12]。

他のモダリティと診断能を比較した文献は，排泄性尿路造影との比較が 3 編[1, 5, 11]，MR urography との比較が 1 編[7]，逆行性腎盂尿管造影との比較が 1 編[2]あり，これら複数のモダリティのいずれかと CT urography を比較した文献も 1 編[4]みられた。排泄性尿路造影との比較ではいずれも CT urography は有意に高い診断能を示したと報告されている。MR urography との比較でも CT urography の

診断能が有意に高く，逆行性腎盂尿管造影との比較では診断能はほぼ同等と報告されている。超音波検査（US）と診断能を直接比較した文献はみられなかったが，US による上部尿路上皮癌の感度は 14.3% との報告がみられた[9]。したがって，CT urography は侵襲度が比較的低い画像診断法（CT urography，MR urography，排泄性尿路造影，US）の中では上部尿路上皮癌の検出における診断能が最も高いと考えられる。

また，膀胱癌検出における CT urography の診断能を報告した研究は 11 編あり[1, 7, 9, 10, 13-19]，感度は 40～100%，特異度は 87～99% であった。US と比較した 2 編の論文ではいずれも CT urography の診断能が高いという結果であった[9, 15]。軟性膀胱鏡と比較した 2 編の論文のうち，1 編では膀胱鏡と比較して CT urography の感度は低いという結果であったが[17]，もう 1 編では膀胱鏡と遜色ないという結果であった[14]。

以上より，CT urography は上部尿路上皮癌の検索において高い診断能を示し，膀胱癌の診断においても US と比較して高い診断能をもつ画像診断法であり，膀胱鏡と相補的な役割を果たしうることが期待される。

一方で，CT urography における被ばくによる二次性発癌のリスクを検討した研究が 3 編ある[20-22]。いずれも過去のデータを基にしたシミュレーションであるが，CT urography を用いることで US と比較して尿路上皮癌の検出率が向上する一方，二次性

発癌のリスクが上昇することを示している。このうち1編ではCT urographyでの被ばくに伴う二次性発癌による余命短縮とUSで見逃される癌による余命短縮を試算しており，尿路上皮癌のリスクが低い50歳未満の肉眼的血尿患者ではCT urographyではなくUSでの精査を考慮するべきであると報告している[22]。近年では逐次近似画像再構成法やdeep learningを応用した画像再構成法などの活用により，CT urographyでの被ばくが従来と比較して低減可能になっていることや[23, 24]，シミュレーションで用いられた二次性発癌のリスクが直線閾値なし仮説に基づいて計算されている点を考慮すると，実際には上記の試算よりもリスクは小さいことが予想される。しかしながら，被ばくの影響は最小限に抑える必要があり，造影剤による副作用のリスクもあることから，CT urographyの適応は慎重に検討する必要がある。

　顕微鏡的血尿患者における上部尿路上皮癌の検出率は，30文献24,366例を対象としたメタ解析によると0.02％で，高リスク集団（この文献の定義では年齢の中央値が60歳以上で，50％以上が男性および/または50％以上に喫煙歴がある集団）に限定すると0.45％とされる[25]。また，CT urographyを施行した1,046例を検討した報告では肉眼的血尿患者の1％で上部尿路上皮癌が検出されたのに対し，顕微鏡的血尿患者では上部尿路上皮癌は検出されなかった[26]。

　以上より，尿路上皮癌のリスクが比較的高い肉眼的血尿においてはCT urographyによる上部尿路上皮癌の検索が推奨されるが，顕微鏡的血尿においては上部尿路上皮癌の検出率が低いため，その適応はリスクの高い症例に限られる。2020年のAUA/SUFUガイドラインでは顕微鏡的血尿と診断された高リスク群に対してCT urographyを推奨しており[27]，明確なエビデンスはないものの，高リスクの顕微鏡的血尿（BQ 10の表3）においてはCT urographyで上部尿路上皮癌の検索を行うことを考慮してもよいと思われる。

　なお，内科的に注意すべき肉眼的血尿を認める場合には腎臓専門医での早期受診が勧められる（成人の血尿診断アルゴリズム）。

【文　献】

1. Albani JM, Ciaschini MW, Streem SB, et al. The role of computerized tomographic urography in the initial evaluation of hematuria. J Urol. 2007; 177: 644-648.
2. Cowan NC, Turney BW, Taylor NJ, et al. Multidetector computed tomography urography for diagnosing upper urinary tract urothelial tumour. BJU Int. 2007; 99: 1363-1370.
3. Gallioli A, Territo A, Mercadé A, et al. The Impact of Ureteroscopy following Computerized Tomography Urography in the Management of Upper Tract Urothelial Carcinoma. J Urol. 2021; 205: 392-399.
4. Grahn A, Melle-Hannah M, Malm C, et al. Diagnostic accuracy of computed tomography urography and visual assessment during ureterorenoscopy in upper tract urothelial carcinoma. BJU Int. 2017; 119: 289-297.
5. Jinzaki M, Matsumoto K, Kikuchi E, et al. Comparison of CT urography and excretory urography in the detection and localization of urothelial carcinoma of the upper urinary tract. AJR Am J Roentgenol. 2011; 196: 1102-1109.
6. Kravchick S, Cherniavsky E, Verchovsky G, et al. Multidetector Computed Tomographic Urography (MDCTU): Its Practical Role in Diagnosis of Upper Tract Urothelial Cancer in Patients 50 years and Older with Different Types of Hematuria. Pathol Oncol Res. 2019; 25: 249-254.
7. Martingano P, Cavallaro MF, Bertolotto M, et al. Magnetic resonance urography vs computed tomography urography in the evaluation of patients with haematuria. Radiol Med. 2013; 118: 1184-1198.
8. Rud E, Galtung KF, Lauritzen PM, et al. Examining the upper urinary tract in patients with hematuria—time to revise the CT urography protocol? Eur Radiol. 2020; 30: 1664-1670.
9. Tan WS, Sarpong R, Khetrapal P, et al. DETECT I Trial Collaborators. Can Renal and Bladder Ultrasound Replace Computerized Tomography Urogram in Patients Investigated for Microscopic Hematuria? J Urol. 2018; 200: 973-980.
10. Wang LJ, Wong YC, Chuang CK, et al. Diagnostic accuracy of transitional cell carcinoma on multidetector computerized tomography urography in patients with gross hematuria. J Urol. 2009; 181: 524-531.
11. Wang LJ, Wong YC, Huang CC, et al. Multidetector computerized urography is more accurate than excretory urography for diagnosing transitional cell carcinoma of the upper urinary tract in adults with hematuria. J Urol. 2010; 183: 48-55.
12. Chlapoutakis K, Theocharopoulos N, Yarmenitis S, et al. Performance of computed tomographic urography in diagnosis of upper urinary tract urothelial carcinoma, in patients presenting with hematuria: Systematic review and meta-analysis. Eur J Radiol. 2010; 73: 334-338.
13. Gandrup KL, Løgager VB, Bretlau T, et al. Diagnosis of bladder tumours in patients with macroscopic haematuria: A prospective comparison of split-bolus computed tomography urography, magnetic resonance urography and flexible cystoscopy. Scand J Urol. 2015; 49: 224-229.
14. Helenius M, Brekkan E, Dahlman P, et al. Bladder cancer detection in patients with gross haematuria: Computed tomography urography with enhancement-triggered scan versus flexible cystoscopy. Scand J Urol. 2015; 49: 377-381.
15. Knox MK, Cowan NC, Rivers-Bowerman MD, et al. Evaluation of multidetector computed tomography urography and ultrasonography for diagnosing bladder cancer. Clin Radiol. 2008; 63: 1317-1325.
16. O'Malley ME, Hahn PF, Yoder IC, et al. Comparison of

excretory phase, helical computed tomography with intravenous urography in patients with painless haematuria. Clin Radiol. 2003; 58: 294-300.

17. Sadow CA, Silverman SG, O'Leary MP, et al. Bladder cancer detection with CT urography in an Academic Medical Center. Radiology. 2008; 249: 195-202.

18. Trinh TW, Glazer DI, Sadow CA, et al. Bladder cancer diagnosis with CT urography: test characteristics and reasons for false-positive and false-negative results. Abdom Radiol (NY). 2018; 43: 663-671.

19. Turney BW, Willatt JM, Nixon D, et al. Computed tomography urography for diagnosing bladder cancer. BJU Int. 2006; 98: 345-348.

20. Georgieva MV, Wheeler SB, Erim D, et al. Comparison of the Harms, Advantages, and Costs Associated With Alternative Guidelines for the Evaluation of Hematuria. JAMA Intern Med. 2019; 179: 1352-1362.

21. Yecies T, Bandari J, Fam M, et al. Risk of Radiation from Computerized Tomography Urography in the Evaluation of Asymptomatic Microscopic Hematuria. J Urol. 2018; 200: 967-972.

22. Yecies T, Bandari J, Macleod L, et al. Evaluation of the Risks and Benefits of Computed Tomography Urography for Assessment of Gross Hematuria. Urology. 2019; 133: 40-45.

23. Cheng Y, Han Y, Li J, et al. Low-dose CT urography using deep learning image reconstruction: a prospective study for comparison with conventional CT urography. Br J Radiol. 2021; 94: 20201291.

24. Juri H, Matsuki M, Inada Y, et al. Low-dose computed tomographic urography using adaptive iterative dose reduction 3-dimensional: Comparison with routine-dose computed tomography with filtered back projection. J Comput Assist Tomogr. 2013; 37: 426-431.

25. Waisbrod S, Natsos A, Wettstein MS, et al. Assessment of Diagnostic Yield of Cystoscopy and Computed Tomographic Urography for Urinary Tract Cancers in Patients Evaluated for Microhematuria: A Systematic Review and Meta-analysis. JAMA Netw Open. 2021; 4: e218409.

26. Fenwick AKC, Sala E, Canales DD. Prevalence of Urologic Disease Among Patients Investigated for Hematuria With CT Urography. Can Assoc Radiol J. 2021; 72: 228-233.

27. Barocas DA, Boorjian SA, Alvarez RD, et al. Microhematuria: AUA/SUFU Guideline. J Urol. 2020; 204: 778-786.

GPS 1　内科として注意すべき肉眼的血尿

ステートメント　肉眼的血尿を呈する症例では cola-like urine，蛋白尿，腎機能障害の有無の確認が重要である。
全身症状を伴うが，尿路感染症や腎後性因子の存在が否定される腎機能障害では，内科的に緊急を要する可能性がある。

肉眼的血尿を呈し，内科的に緊急を要する疾患としては腎疾患や腎臓を含む全身疾患がある。顕微鏡的血尿と同様，肉眼的血尿を呈する症例においても病歴聴取，身体検査，画像検査が重要である。顕微鏡的血尿を呈する症例については，BQ 6を参照されたい。

内科的に重要な肉眼的血尿として，褐色（コーラ色）を呈し，cola-like urine と呼ばれる所見があり，糸球体性の肉眼的血尿であることを意味する。鑑別疾患としては，IgA 腎症，紫斑病性腎炎，急性糸球体腎炎などがあり[1-3]，これらの疾患では蛋白尿を伴うことが多い。腎臓専門医への紹介を考慮し，可能であれば尿沈渣検査で変形赤血球，赤血球円柱などを確認する。

進行性の腎機能障害を有する場合も内科的緊急を要する。臨床的に急速進行性糸球体腎炎を呈する疾患では腎機能の低下速度が速く，数日で透析療法を要する状態となることもある。これまでの腎機能の推移との比較により内科的緊急性を判断する。

肉眼的血尿は膀胱炎などの尿路感染を原因とすることが多い。一方，発熱などの全身症状を呈するにもかかわらず，尿中に細菌を認めないなど尿路感染症を疑う所見に乏しい場合は，糸球体性の肉眼的血尿を疑い，内科的な全身疾患の検索を行う。例えば抗好中球細胞質抗体（ANCA）関連血管炎や抗糸球体基底膜抗体型腎炎（Goodpasture 症候群）は，発熱や肉眼的血尿とともに進行性の腎機能障害を合併

表4　肉眼的血尿を呈し内科的緊急を要する所見

- cola-like urine（コーラ色の褐色尿）
- 高度蛋白尿 および/または 進行性の腎機能障害
- 尿路感染症を疑う所見を欠く発熱
- 呼吸器症状や皮膚症状など他の全身症状
- 腹部超音波検査などにより腎後性因子が否定される腎機能障害

する。また，紫斑病性腎炎，急性糸球体腎炎でも肉眼的血尿を呈することがある。

腎機能障害の原因として腎後性因子が存在する場合，尿管結石など泌尿器科的緊急を要する疾患であることが多い。治療により速やかに腎機能が改善される可能性があり，腹部超音波検査などによる初期段階のスクリーニングが有用である。肉眼的血尿における悪性腫瘍の鑑別は重要であり，内科的緊急を要する疾患の精査（**表4**）と並行して，尿細胞診の実施や泌尿器科への紹介を検討する[2]。泌尿器科的方針の詳細は次項「泌尿器科として注意すべき肉眼的血尿」を参照されたい。

【文　献】

1. Praga M, Gutierrez-Millet V, Navas JJ, et al. Acute worsening of renal function during episodes of macroscopic hematuria in IgA nephropathy. Kidney Int. 1985; 28: 69-74.
2. Ingelfinger JR. Hematuria in Adults. N Engl J Med. 2021; 385: 153-163.
3. Rai A, Nast C, Adler S. Henoch-Schönlein purpura nephritis. J Am Soc Nephrol. 1999; 10: 2637-2644.

肉眼的血尿に関する Good Practice Statement

GPS 2　泌尿器科として注意すべき肉眼的血尿

ステートメント

泌尿器科で診療する肉眼的血尿を呈する主な悪性腫瘍として，尿路上皮癌，腎細胞癌，前立腺癌がある。特に尿路上皮癌の危険因子（BQ 10）を有する場合は，早期に泌尿器科専門医への紹介が勧められる。

泌尿器科で診療する肉眼的血尿を呈する主な良性疾患として，尿路結石症，腎動静脈奇形，尿路感染症，特発性腎出血，放射線性膀胱炎，間質性膀胱炎，運動による外傷や血流低下（運動後の血尿：運動性血尿）などがある。

泌尿器科で診療する肉眼的血尿を呈する疾患は，上部尿路（腎臓，尿管）から下部尿路（膀胱，前立腺，尿道）に生じる疾患のうち，非糸球体性血尿（均一赤血球）を生じる疾患が該当する[1-6]（**表5**）。

悪性腫瘍のなかで最も注意すべき疾患は，尿路上皮癌（腎盂癌，尿管癌，膀胱癌，尿道癌）である。他疾患による肉眼的血尿の可能性が低く，特に中高年以上の男性，喫煙歴，芳香族アミンなど有害物質へのばく露，フェナセチンなどの鎮痛薬多用，骨盤放射線照射の既往，シクロホスファミドの投与歴，尿路への異物の長期留置の既往がある場合はCT urography，膀胱鏡，尿細胞診による検査が行われる。

腎細胞癌は近年，健康診断などで実施される腹部超音波検査において偶発的に発見されることが多い。しかし，かつては古典的三徴として肉眼的血尿，腫瘤触知，疼痛が代表的な症状とされたように，現在でも肉眼的血尿を主訴に診断されることもある。

前立腺癌と前立腺肥大症では前立腺部尿道からの出血により肉眼的血尿を呈する。膀胱より下部尿路に原因があるため，排尿開始時の肉眼的血尿を呈することが多い。

腎動静脈奇形は cirsoid type（静脈瘤型）と aneurysmal type（動脈瘤型）に分類され，肉眼的血尿は前者の約70%に認めるとされる一方，後者は一般的に無症状である[2]。診断には，腹部超音波検査

表5　泌尿器科で診療する肉眼的血尿を生じる疾患

肉眼的血尿の原因部位	疾患
上部尿路 （腎臓，尿管）	腎盂癌，尿管癌（尿路上皮癌） 腎腫瘍（腎細胞癌，他の腎悪性腫瘍，良性腎腫瘍） 腎結石，尿管結石 腎盂腎炎 腎動静脈奇形 尿路閉塞（腎盂尿管移行部狭窄症，尿管狭窄症） 特発性腎出血（ナットクラッカー現象，腎盂内の微小血管，乳頭血管腫，静脈瘤の破綻など） 外傷 運動後の血尿（運動性血尿：sport hematuria）
下部尿路 （膀胱，前立腺，尿道）	膀胱癌，尿道癌（尿路上皮癌） 前立腺癌 膀胱炎 前立腺炎 前立腺肥大症 放射線性膀胱炎 間質性膀胱炎 膀胱結石，尿道結石 運動後の血尿（運動性血尿：sport hematuria） 異物 外傷

（カラードプラ），腎ダイナミック CT とその血管再構成，MRI による nudis（異常な血管の塊）の同定が有効である[2]。

尿路感染症の一般的な症状として，膀胱炎や急性前立腺炎では排尿時痛，腎盂腎炎では発熱や腰背部叩打痛が認められる。診断は症状と尿中白血球の確認により行われる。

尿路結石症は結石が存在する部位により腎結石，尿管結石，膀胱結石に分類される。肥満，糖尿病，高血圧，高尿酸血症などの生活習慣病が尿路結石症に関与していることが報告されている[3]。また，シスチン尿症，キサンチン尿症，原発性高尿酸尿症，遠位尿細管性アシドーシスなどの患者の一部では遺伝的素因が報告されている[3]。急性腹症で尿路結石が疑われた場合は，まず腹部超音波検査が勧められる[3]。また，確定診断には低線量腹部単純 CT が推奨されている[3]。

特発性腎出血は CT urography，膀胱鏡，尿細胞診によって診断がつかない場合に考慮される疑うべき疾患である。原因としてナットクラッカー現象，腎盂内の微小血管，乳頭血管腫，静脈瘤の破綻などがある[4]。CT により左腎静脈が腹部大動脈と上腸間膜動脈の間に挟まれている所見が得られた場合（ナットクラッカー現象：BQ 16），尿管鏡により腎盂内の微小血管・乳頭血管腫・静脈瘤の破綻が確認された場合に診断される[4]。

放射線性膀胱炎は骨盤内への放射線治療に起因する出血性膀胱炎で，骨盤内への放射線照射 6 ヵ月〜10 年で発症するとされている[5]。原因は放射線照射により血管内皮細胞に生じる進行性の閉塞性動脈内膜炎とされる。膀胱鏡により膀胱粘膜面に異常に拡張した網目状の血管を認めることが多い[5]。

間質性膀胱炎は頻尿，尿意亢進，尿意切迫感，膀胱不快感，膀胱痛などの症状を呈する。膀胱鏡により Hunner 病変（正常の毛細血管構造を欠く特有の発赤粘膜）（Hunner 型），または膀胱拡張術後の点状出血（非 Hunner 型）が確認され，症状や膀胱鏡所見を説明できる他疾患や状態がない場合に診断される[6]。

運動後の血尿（運動性血尿：sport hematuria）は，運動中の腎血流量低下に伴うネフロンの低酸素状態により糸球体の透過性が変化して尿中に赤血球が透過する場合（非外傷性）と，長距離走などによる腎臓・膀胱の振動，ボクシングやアメリカンフットボールなどにおける腎外傷，自転車に乗ったことによる前立腺部尿道からの出血など（外傷性）に分類される[7]。

【文　献】

1. Yeoh M, Lai NK, Anderson D, et al. Macroscopic haematuria: A urological approach. Aust Fam Physician. 2013; 42: 123-126.
2. Choi SK, Min GE, Lee DG. Congenital Renal Arteriovenous Malformation: Diagnostic Clues and Methods. Medicina (Kaunas). 2021; 57: 1304.
3. 日本泌尿器科学会，日本泌尿器内視鏡学会，日本尿路結石症学会編．尿路結石症診療ガイドライン 2013 年版．金原出版，2013.
4. 浅野篤，丸晋太朗，豊田裕，他．ビデオスコープ軟性尿管鏡における特発性腎出血の診断と治療成績．日泌尿会誌．2020; 111: 16-21.
5. Smit SG, Heyns CF. Management of radiation cystitis. Nat Rev Urol. 2010; 7: 206-214.
6. Whitmore KE, Fall M, Sengiku A, et al. Hunner lesion versus non-Hunner lesion interstitial cystitis/bladder pain syndrome. Int J Urol. 2019; 26 Suppl: 26-34.
7. Akiboye RD, Sharma DM. Haematuria in Sport: A Review. Eur Urol Focus. 2019; 5: 912-916.

小児科領域における顕微鏡的血尿

BQ 14 　小児の血尿の発見契機，有病率，原因疾患はどのようなものか？

要　約	小児の血尿は学校検尿で発見されることが多い。学校検尿で持続性の血尿は 0.3〜0.5％程度にみられる。原因疾患として，糸球体性血尿では菲薄基底膜病，IgA 腎症が多く，非糸球体性血尿の原因には高カルシウム尿症やナットクラッカー現象が含まれる。しかし，原因を特定できないことも多い。小児では血尿の原因として悪性腫瘍はまれである。

【解　説】

1．発見契機

わが国では 1974 年に学校検尿が開始され，小児腎疾患の早期発見に貢献している。このため，血尿の発見契機の大半が学校検尿と考えられる。小児で最も多い腎炎である IgA 腎症では，発見契機の 73％が学校検尿，9％が機会検尿，17％が肉眼的血尿と報告されている[1]。学校検尿は「学校検尿のすべて 令和 2 年度改訂」に準拠して実施される[2]。

2．有病率

1 回の尿検査による尿潜血陽性は小児の 4〜8％にみられるとされるが[3,4]，この中には運動や発熱などさまざまな要因による一過性の血尿が含まれる。そのため，繰り返しの検査で評価する必要があり，

表6　小児の血尿の原因疾患

糸球体性
無症候性血尿（良性家族性血尿，菲薄基底膜病を含む）
感染後急性糸球体腎炎（溶連菌感染後急性糸球体腎炎を含む）*
一次性慢性糸球体腎炎（IgA 腎症**，膜性増殖性糸球体腎炎，C3 腎症，膜性腎症など）
二次性慢性糸球体腎炎（ループス腎炎，紫斑病性腎炎（IgA 血管炎関連腎炎：IgAVN），抗好中球細胞質抗体〔ANCA〕関連血管炎など）
遺伝性腎炎（Alport 症候群**など）
溶血性尿毒症症候群*

非糸球体性
無症候性血尿
尿路感染症*
高カルシウム尿症
ナットクラッカー現象*
尿路結石*
出血性膀胱炎（アデノウイルス，BK ウイルス，薬剤性など）*
外傷（尿道カテーテル挿入や腎生検を含む）*
先天性腎尿路異常〔CAKUT〕（水腎症，囊胞性腎疾患）
腎梗塞*
腎動脈/静脈血栓*
泌尿生殖器の形態異常（膀胱尿管逆流，後部尿道弁，腎盂尿管移行部狭窄，尿管膀胱移行部狭窄，尿管瘤，尿道下裂など）
血管走行異常*
悪性腫瘍（Wilms 腫瘍，腎細胞癌，横紋筋肉腫）*
出血傾向（特発性血小板減少性紫斑病，血友病，薬剤性など）*
月経血混入*

*肉眼的血尿を来しやすいもの
**感冒罹患時に肉眼的血尿を来しやすいもの

実際に持続性の血尿が認められるのは 0.3 ％前後と報告されている[3,5]。東京都予防医学協会の 2019 年度の集計では，学校検尿の三次精密検診における血尿（暫定診断の「血尿」と「微少血尿」を合わせたもの）は小学生で 0.42 ％，中学生で 0.43 ％であり，尿潜血・尿蛋白ともに陽性の「腎炎疑い」は小学生，中学生とも 0.01 ％と報告されている[6]。

3. 原因疾患

小児の持続する血尿の原因疾患を**表 6**に示す。糸球体性と非糸球体性に大別されるが，各種検査を行っても原因を特定できない無症候性血尿が多い。

良性家族性血尿は糸球体基底膜が薄いことが原因と考えられている（菲薄基底膜病）。血尿のみを理由に腎生検を行うことは現在ではほとんどないが，持続する血尿に対して腎生検を行った過去の報告では，所見なしが 44 ％，菲薄基底膜病が 22 ％，Alport 症候群が 12 ％，IgA 腎症が 11 ％であった[7]。

高カルシウム尿症は一般小児人口の 3〜10 ％にみられ，血尿の原因として最も多いものの一つである[8,9]。また，尿路結石は小児では比較的まれであるものの，近年増加傾向にあるといわれている[10]。尿路結石の危険因子には高カルシウム尿症，薬物（利尿薬，抗菌薬）服用，尿路感染症，泌尿生殖器の形態異常などがある[11]。

肉眼的血尿の原因は尿路感染症，外傷，泌尿生殖器の形態異常（膀胱尿管逆流，後部尿道弁，腎盂尿管移行部狭窄，尿管膀胱移行部狭窄，尿管瘤，尿道下裂など）が多いと報告されている[12]。その他，IgA 腎症や Alport 症候群の感冒罹患時，溶血性尿毒症症候群，ナットクラッカー現象，尿路結石，悪性腫瘍なども原因となる。悪性腫瘍はまれであるが，肉眼的血尿では留意する必要がある[12]。

【文　献】

1. Shima Y, Nakanishi K, Kaku Y, et al. Japanese Pediatric IgA Nephropathy Treatment Study Group. Combination therapy with or without warfarin and dipyridamole for severe childhood IgA nephropathy: an RCT. Pediatr Nephrol. 2018; 33: 2103-2112.
2. 学校検尿のすべて 令和 2 年度改訂．公益財団法人日本学校保健会，2021.
3. Vehaskari VM, Rapola J, Koskimies O, et al. Microscopic hematuria in school children: Epidemiology and clinicopathologic evaluation. J Pediatr. 1979; 95: 676-684.
4. Yanagihara T, Hamada R, Ishikura K, et al. Urinary screening and urinary abnormalities in 3-year-old children in Japan. Pediatr Int. 2015; 57: 354-358.
5. Viteri B, Reid-Adam J. Hematuria and Proteinuria in Children. Pediatr Rev. 2018; 39: 573-587.
6. 村上睦美．腎臓病検診の実施成績．小野良樹 編．東京都予防医学協会年報 2021 年版．2021．p.18-27.
7. Trachtman H, Weiss RA, Bennett B, et al. Isolated hematuria in children: Indications for a renal biopsy. Kidney Int. 1984; 25: 94-99.
8. Moore ES, Coe FL, McMann BJ, et al. Idiopathic hypercalciuria in children: Prevalence and metabolic characteristics. J Pediatr. 1978; 92: 906-910.
9. Escribano J, Balaguer A, Martin R, et al. Childhood idiopathic hypercalciuria—clinical significance of renal calyceal microlithiasis and risk of calcium nephrolithiasis. Scand J Urol Nephrol. 2004; 38: 422-426.
10. Ward JB, Feinstein L, Pierce C, et al. Pediatric Urinary Stone Disease in the United States: The Urologic Diseases in America Project. Urology. 2019; 129: 180-187.
11. Brown DD, Reidy KJ. Approach to the Child with Hematuria. Pediatr Clin North Am. 2019; 66: 15-30.
12. Greenfield SP, Williot P, Kaplan D. Gross hematuria in children: A ten-year review. Urology. 2007; 69: 166-169.

BQ 15 小児の血尿患者への初期対応として一般小児科医が行うべき検査は何か？

要 約	小児の血尿に対しては問診，理学所見，肉眼的血尿の有無などから鑑別すべき疾患を想定する。 尿沈渣で糸球体性血尿か非糸球体性血尿かを鑑別し，尿生化学では尿蛋白/クレアチニン比を測定する。血液検査では腎機能評価や腎炎の抽出のため，アルブミン，クレアチニン，補体（C3）を測定する。尿中赤血球 50 個/HPF 以上を 2 回以上認める場合，腹部超音波検査を行う。

【解 説】

小児の血尿患者では発見契機，理学所見，肉眼的血尿の有無などにより鑑別すべき疾患が異なるため（BQ 14 の表 6），それらを念頭に置きながら問診，身長・体重測定，血圧測定，検査を進める。

1. 問 診

問診項目と鑑別疾患を**表 7** に示す。糸球体性血尿か非糸球体性血尿か（後述）で想定される疾患が異なるので，問診の参考とする。糸球体性血尿で肉眼的血尿を呈する場合，上気道感染症の罹患の有無とタイミングを聴取することがきわめて有用である。溶連菌感染後急性糸球体腎炎（APSGN）は A 群溶連菌による急性咽頭炎から 2 週間程度で発症するが，IgA 腎症や Alport 症候群で肉眼的血尿を呈

表 7 小児の血尿患者に対する問診項目と鑑別すべき疾患

問診項目	鑑別すべき疾患
糸球体性血尿	
過去 1 ヵ月以内の溶連菌感染症の既往（咽頭・扁桃炎，膿痂疹）	溶連菌感染後急性糸球体腎炎（APSGN）
上気道感染症に伴う肉眼的血尿の有無	IgA 腎症，Alport 症候群
家族歴（血尿，蛋白尿，腎不全，難聴）	良性家族性血尿*，Alport 症候群
皮疹，関節痛	紫斑病性腎炎（IgA 血管炎関連腎炎：IgAVN），全身性エリテマトーデス（SLE），抗好中球細胞質抗体（ANCA）関連血管炎
消化器症状	紫斑病性腎炎（IgAVN），溶血性尿毒症症候群
激しい運動の有無	運動に伴う血尿（運動性血尿）
非糸球体性血尿	
尿路感染症状（頻尿，排尿時痛，残尿感など）	尿路感染症
血尿出現時の疼痛の有無	尿路感染症，尿路結石，水腎症，ナットクラッカー現象，腎梗塞，腎静脈血栓など
尿路結石の既往歴，家族歴	尿路結石
外傷（腎，膀胱，尿道）の有無	外傷性出血（尿道カテーテルなどを含む）
血尿をきたす薬物の使用歴（シクロホスファミド，ビタミンD製剤，抗凝固薬）	薬剤性出血性膀胱炎，高 Ca 尿症，易出血性
出血傾向を呈する疾患の既往	血小板の異常，血友病など
月経周期	月経血混入

*菲薄基底膜病と考えられる。

表8 小児の高血圧の診断基準

	収縮期血圧 (mmHg)	拡張期血圧 (mmHg)
幼児	≧120	≧70
小学校 低学年	≧130	≧80
高学年	≧135	≧80
中学校 男子	≧140	≧85
女子	≧135	≧80
高等学校	≧140	≧85

日本高血圧学会高血圧治療ガイドライン作成委員会. 高血圧治療ガイドライン2019[2], p.165より許諾を得て転載

表9 糸球体性血尿と非糸球体性血尿の鑑別点

	糸球体性血尿	非糸球体性血尿
肉眼的血尿の色調	赤褐色, 緑褐色	ピンク, 赤
凝血塊	なし	ときにあり
変形赤血球	あり	なし
赤血球円柱	ときにあり	なし
疼痛	なし	ときにあり

するのは感染症罹患時である。

　家族歴はきわめて重要で，良性家族性血尿は常染色体顕性（優性）遺伝形式をとる。Alport 症候群は 80％が X 連鎖遺伝であり，男性は 10 歳代後半から 30 歳代で末期腎不全に至ることが多いのに対し，女性は比較的軽症である[1]。

　既往歴の聴取や腎外症状も診断に有用である。膀胱刺激症状や血尿出現時の疼痛の有無も確認する。小学校高学年以上の女児では月経と重なっていないかを確認する。

2. 身体所見

　身長・体重測定，血圧測定を行う。また，浮腫や尿量減少，皮疹の有無などを確認する。特に蛋白尿や肉眼的血尿を認める場合はこれらの所見の確認が重要である。高血圧や浮腫，尿量減少を認める場合は緊急性が高い。小児の高血圧の診断基準を**表8**に示す[2]。

3. 尿検査

① 尿沈渣

　肉眼では血尿を認めないが，尿沈渣検査にて尿中赤血球 5 個/HPF 以上，無遠心尿での測定では尿中赤血球 20 個/μL 以上認めるものを顕微鏡的血尿という[3,4]。

　血尿（顕微鏡的血尿，肉眼的血尿を含む）と診断したら，糸球体性血尿か非糸球体性血尿かを鑑別する。統一された基準はないが，尿沈渣で変形赤血球（糸球体型赤血球）が 40％以上または有棘状赤血球が 5％以上を占める場合は糸球体性血尿と考えられる[5]。また，赤血球円柱や顆粒円柱の存在は糸球体性血尿を示唆する。その他，糸球体性血尿と非糸球体性血尿の鑑別点を**表9**と**図5，6**に示す。

② 尿生化学

　尿比重，蛋白尿の定性と定量（尿蛋白/クレアチニン比，基準値は**表10**[3]），尿カルシウム/クレア

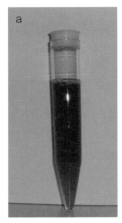
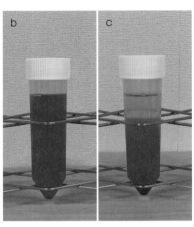

図5 肉眼的血尿の外観
a：糸球体性血尿。コーラ色またはウーロン茶色を呈することが多い。
bおよびc：非糸球体性血尿。採尿直後は鮮紅色である（b）。静置するとほぼ無色の上清が得られる（c）。

チニン比（基準値は**表11**[6]）を測定する。尿比重が継続して低い（1.010 以下）場合は先天性腎尿路異常（CAKUT）や間質性腎疾患などを疑う。尿 β_2 ミクログロブリンもこれらの疾患の抽出に有用であり（基準値は**表12**[4]），異常がある場合は腎臓超音波検査が必須である。

4. 血液検査

① 総蛋白，アルブミン，クレアチニン，尿素窒素，補体（C3）

　蛋白尿を伴う場合は腎炎の可能性があり，腎機能の評価は必須である。また，尿異常が軽微であっても，CAKUT や嚢胞性腎疾患などで腎機能障害が進行していることもあるため，クレアチニン，尿素窒素の測定は必ず行う。小児の血清クレアチニンの基準値を**表13**に示す[7]。尿中の蛋白量が多い場合，低蛋白血症，低アルブミン血症の有無を確認する。また，補体 C3 の低下は腎炎に関係している可能性が高い。

② 血算

　白血球減少，貧血，血小板減少は全身性エリテマ

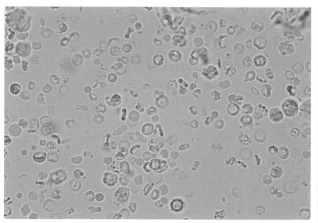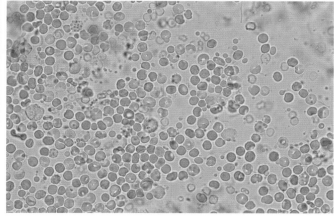

図6　糸球体性血尿と非糸球体性血尿の尿沈渣所見
左：糸球体性血尿。不均一かつ大小不同のドーナツ状・標的状・コブ状の赤血球を認める。
右：非糸球体性血尿。ほとんどが均一な円盤状の赤血球で，一部にコブ状・球状の赤血球も認める。

東京女子医科大学臨床検査技師　横山貴主任より提供

表10　小児の尿蛋白/クレアチニン比の基準値上限

年　齢	尿蛋白/クレアチニン比の基準値上限（g/gCr）
0.1〜0.5歳	0.70
0.5〜1歳	0.55
1〜2歳	0.40
2〜3歳	0.30
3歳以上	0.15

日本小児腎臓病学会．小児の検尿マニュアル改訂第2版[3]より

表11　小児の尿カルシウム/クレアチニン比の基準値

年　齢	尿カルシウム/クレアチニン比の基準値（mg/mgCr）
0.5〜1歳	<0.81
1〜2歳	<0.56
2〜3歳	<0.5
3〜5歳	<0.41
5〜7歳	<0.3
7〜17歳	<0.25

Mckay CP, In: Fluid and Electrolytes in Pediatrics[6]より改変
© Springer Science+Business Media, LLC 2010

表12　小児の尿 β_2 ミクログロブリン/クレアチニン比の基準値

年　代	尿 β_2 ミクログロブリン/クレアチニン比の基準値（μg/mgCr）
幼稚園	<0.5
小学生	<0.35
中学生	<0.30

日本学校保健会．学校検尿のすべて　令和2年度改訂[4]より

トーデス（SLE）で認められる所見である。また，貧血は慢性腎臓病（CKD）の症候の場合がある。

③ 抗ストレプトリジンO抗体
APSGNにおいて抗ストレプトリジンO（ASO）抗体高値は診断に欠かせない項目である。しかし，浮腫や高血圧を伴わない患者では，C3低値とASO抗体高値を認めても軽症APSGNと確定診断することはできない。SLEや膜性増殖性糸球体腎炎，C3腎症などの可能性を考慮して尿所見や血清C3値をフォローする必要がある。

④ 抗核抗体，免疫グロブリン（IgG，IgA），抗好中球細胞質抗体（ANCA）
蛋白尿や赤血球円柱を伴う場合は腎炎の可能性があり，抗核抗体，免疫グロブリン（IgG，IgA），抗好中球細胞質抗体（MPO-ANCA，PR3-ANCA）を測定する。ANCA関連血管炎などで急速に腎機能低下が進行することがあるため，軽微でも蛋白尿を伴う場合は早期に小児腎臓病専門施設へ紹介する

ことが望ましい（蛋白尿の基準値は**表10**）。

5. 腹部超音波検査
尿沈渣で非糸球体型赤血球（均一赤血球）50個/HPF以上を2回以上認める場合，尿路結石，CAKUT，ナットクラッカー現象，腫瘍などが鑑別の対象となる。また，白血球が50個/HPF以上で持続する場合は尿路感染症や尿路結石の存在が疑われ，CAKUTの有無を確認する必要がある。尿 β_2 ミ

表13　日本人小児の血清クレアチニン値の基準値

年齢	血清クレアチニン値（mg/dL）					
	2.5パーセンタイル		50パーセンタイル		97.5パーセンタイル	
3～5ヵ月	0.14		0.20		0.26	
6～8ヵ月	0.14		0.22		0.31	
9～11ヵ月	0.14		0.22		0.34	
1歳	0.16		0.23		0.32	
2歳	0.17		0.24		0.37	
3歳	0.21		0.27		0.37	
4歳	0.20		0.30		0.40	
5歳	0.25		0.34		0.45	
6歳	0.25		0.34		0.48	
7歳	0.28		0.37		0.49	
8歳	0.29		0.40		0.53	
9歳	0.34		0.41		0.51	
10歳	0.30		0.41		0.57	
11歳	0.35		0.45		0.58	
	男児	女児	男児	女児	男児	女児
12歳	0.40	0.40	0.53	0.52	0.61	0.66
13歳	0.42	0.41	0.59	0.53	0.80	0.69
14歳	0.54	0.46	0.65	0.58	0.96	0.71
15歳	0.48	0.47	0.68	0.56	0.93	0.72
16歳	0.62	0.51	0.73	0.59	0.96	0.74

Uemura O, et al. Clin Exp Nephrol 2011; 15: 694-699[7] より改変

クログロブリン高値の場合も CAKUT を鑑別しなければならない。したがって，これらの所見が持続する場合，腹部超音波検査を行うか，施行可能な施設に紹介する[3,4]。

【文　献】

1. 日本小児腎臓病学会編．アルポート症候群診療ガイドライン 2017．診断と治療社，2017．
2. 日本高血圧学会高血圧治療ガイドライン作成委員会編．高血圧治療ガイドライン 2019．ライフサイエンス出版，2019．
3. 日本小児腎臓病学会編．小児の検尿マニュアル 改訂第2版─検尿にかかわるすべての人のために─．診断と治療社，2022．
4. 学校検尿のすべて 令和2年度改訂．公益財団法人日本学校保健会，2021．
5. Fogazzi GB, Edefonti A, Garigali G, et al. Urine erythrocyte morphology in patients with microscopic haematuria caused by a glomerulopathy. Pediatr Nephrol. 2008; 23: 1093-1100.
6. Mckay CP. Disorders of calciummetabolism. In: Feld LG, Kaskel FJ, editors. Fluid and electrolytes in pediatrics: A comprehensive handbook. Humana Press, 2010, p.105-148.
7. Uemura O, Honda M, Matsuyama T, et al. Age, gender, and body length effects on reference serum creatinine levels determined by an enzymatic method in Japanese children: a multicenter study. Clin Exp Nephrol. 2011; 15: 694-699.

小児科領域における顕微鏡的血尿

BQ 16　小児の血尿患者を一般小児科医が小児腎臓医に紹介するのはどのような場合か？

要　約　血尿を有する小児患者に対しては小児の血尿診断アルゴリズムに則って問診，身体診察，血液・尿検査を行い，その結果を紹介基準に照らし合わせて適切な施設へ紹介する。アルゴリズムの「紹介基準1」は腎生検が可能な施設（小児腎臓病専門施設）に紹介する際の，「紹介基準2」は小児の腎・泌尿器の超音波検査が可能な施設（小児腎臓病診療施設）へ紹介する際の基準である。双方の基準ともに当てはまる場合には「紹介基準1」を優先する。なお，「エコーによる紹介基準」とは，超音波検査を行った結果，有所見として小児腎臓病専門施設に紹介する際の基準である。

【解　説】

1．小児の血尿診断アルゴリズムの紹介基準1

腎生検が可能な小児腎臓病専門施設への紹介基準である。以下のうち1つ以上当てはまる場合に紹介となる[1,2]。ただし，典型的な溶連菌感染後急性糸球体腎炎（APSGN）を除く。

① 早朝第一尿の尿蛋白/クレアチニン比（g/gCr）が基準値超（BQ 15 の表10）
② 肉眼的血尿
③ 低補体血症（測定施設の基準値未満）
④ 高血圧（BQ 15 の表8）
⑤ 腎機能障害（BQ 15 の表13）

血尿・蛋白尿合併例の最終診断は60％以上が慢性糸球体腎炎であることから，血尿・蛋白尿合併例は腎生検が可能な施設への紹介が必要である。

肉眼的血尿は小児においては糸球体性の場合に特に注意が必要で，緊急を要することもある。特に感冒様症状と同時に認める肉眼的血尿は，IgA腎症，Alport症候群などに特徴的な所見である。

低補体血症は一部の糸球体腎炎の疾患活動性亢進を示唆する。

高血圧や腎機能低下を伴い，腎実質障害が疑われる場合には，急速進行性糸球体腎炎や急性尿細管間質性腎炎などの急性腎障害の原因検索のため，腎生検が必要となる。

2．紹介基準2

小児の腎・泌尿器の超音波検査可能施設（小児腎臓病診療施設）への紹介基準である。以下のうち1つ以上当てはまる場合に紹介となる[1,2]。

① 尿中赤血球50個/HPF以上が2回以上連続
② 尿中白血球50個/HPF以上が2回以上連続

③ 尿β_2ミクログロブリン/クレアチニン比（μg/mgCr）が基準値上限以上（BQ 15 の表12）

尿中赤血球または白血球のそれぞれ50個/HPF以上が2回以上連続して続く場合には先天性腎尿路異常（CAKUT）や腎・尿路結石を含む泌尿器系の疾患が示唆される。

尿β_2ミクログロブリンは近位尿細管機能障害を反映しており，Dent病の他，CAKUT発見のためにも有用である。

3．エコーによる紹介基準

「紹介基準2」に合致した有所見例に対して超音波検査を行う。その結果，以下のうち1つ以上当てはまる場合には小児腎臓病専門施設へ紹介する。また，経過中に前述した「紹介基準1」を満たした場合にも速やかに小児腎臓病専門施設へ紹介する。

① SFU（Society for Fetal Urology）分類3度以上の水腎症（図7）[3]
② どちらか一方の腎長径が平均値−2.0 SD以下（表14）[4]，または腎長径の左右差が1 cm以上
③ 腎実質輝度の上昇
④ 結石を疑わせる輝度の上昇と音響陰影
⑤ 腎臓・尿管の異常（一側腎欠損，嚢胞，腫瘍，上部尿管拡張など）
⑥ 中等度以上の尿充満時，膀胱壁の肥厚や不整，膀胱後面の下部尿管拡張

腎長径の推定式について[4]：低形成・異形成腎患者の診断のためには腎長径の基準値が必要であり，詳細は表14を参照して判断するが，Fujitaらが作成した下記の簡易式も簡便かつ実用的である。

・18歳未満の小児における腎長径の平均値
　腎長径の推定平均値[cm] ＝ 身長[m]×5＋2

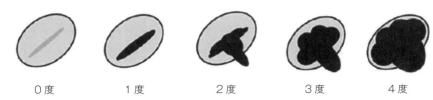

0度　　　　1度　　　　2度　　　　3度　　　　4度

0度：腎盂の拡張を認めない
1度：腎盂のみ観察される
2度：腎盂と数個の腎杯が観察される
3度：腎盂の拡張とすべての腎杯の拡張を認める
4度：腎盂・腎杯の拡張とともに腎実質の菲薄化を認める

図7　水腎症の重症度分類

小児膀胱尿管逆流（VUR）診療手引き2016[3]より改変
（Maizels M. et al. J Urol 1992; 148: 609–614より作図）

表14　超音波検査による日本人小児の腎長径の身長別基準値

身長（cm）	腎長径（cm）												
	男　児						女　児						
	例数	右　腎			左　腎			例数	右　腎			左　腎		
		平均	＋2 SD	−2 SD	平均	＋2 SD	−2 SD		平均	＋2 SD	−2 SD	平均	＋2 SD	−2 SD
50～59.9	12	5.0	6.4	3.5	5.0	5.9	4.2	6	4.6	5.4	3.9	4.9	5.3	4.6
60～69.9	20	5.3	6.4	4.3	5.5	6.5	4.5	11	5.3	6.9	3.6	5.4	6.2	4.5
70～79.9	27	5.7	6.9	4.6	5.9	7.0	4.7	18	5.9	6.9	4.9	6.2	7.0	5.4
80～89.9	25	6.3	7.5	5.2	6.6	7.5	5.7	40	6.4	7.5	5.2	6.5	7.3	5.6
90～99.9	90	6.6	7.7	5.5	6.9	7.9	5.8	170	6.7	7.7	5.8	6.9	8.0	5.8
100～109.9	64	7.2	8.2	6.1	7.4	8.7	6.0	80	7.3	8.5	6.1	7.4	8.8	6.1
110～119.9	93	7.7	9.0	6.5	7.8	9.1	6.5	116	7.8	8.9	6.7	7.8	9.2	6.5
120～129.9	85	8.1	9.3	6.9	8.2	9.5	6.9	128	8.2	9.2	7.1	8.3	9.4	7.2
130～139.9	77	8.5	9.7	7.2	8.8	10.1	7.5	98	8.6	10.2	7.1	8.7	10.3	7.1
140～149.9	46	9.2	10.7	7.7	9.3	10.8	7.8	130	9.3	10.4	8.1	9.4	10.9	7.9
150～159.9	71	9.5	11.1	8.0	9.8	11.5	8.1	166	9.9	11.1	8.6	10.0	11.3	8.7
160～169.9	93	10.1	11.4	8.7	10.3	11.7	8.9	58	10.2	11.9	8.6	10.3	12.0	8.6
170～179.9	40	10.6	11.9	9.3	10.6	11.9	9.3							
180～189.9	5	11.4	14.3	8.4	11.4	12.8	10.1							

SD：標準偏差

Fujita N, et al. Clin Exp Nephrol 2022; 26: 808–818[4]より

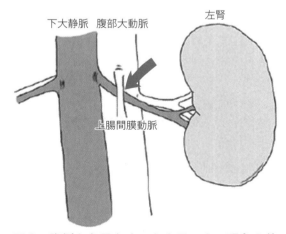

図8　腹側から見たナットクラッカー現象の位置関係（矢印部分）

下大静脈　腹部大動脈　　左腎

上腸間膜動脈

日本学校保健会．学校検尿のすべて　令和2年度改訂[1]より

・腎長径の下限値（身長130 cm未満の小児のみ適用）

　腎長径の推定下限値[cm]
　＝（身長[m]×5＋2）×0.85

[ナットクラッカー現象]

　非糸球体性血尿の原因疾患の中でナットクラッカー現象はよく認められる。思春期で内臓脂肪の少ないやせ型の児に多いとされる。解剖学的に左腎静脈は腹部大動脈とその腹側を走る上腸間膜動脈の間に挟まれている（図8）[1]。左腎静脈周囲のクッションとなる内臓脂肪が少ないやせ型の児では，左腎静脈が2つの動脈により圧排されて還流障害と左腎のうっ血を生じ，左腎杯や尿管からの穿破出血により

血尿を呈する。典型的臨床像は反復性の肉眼的血尿で，それに伴う左側の腰痛，まれに精巣静脈瘤（左腎静脈の狭窄により同静脈に流入する左精巣静脈の還流障害による；男性不妊の原因ともなる）や，高レニン性高血圧を伴うこともある[5]。通常は腹部超音波検査で左腎静脈の圧排像を確認するが，確定診断には血管造影やCT angiographyなどが必要となることもある。なお，ナットクラッカー現象を呈するやせ型の思春期の児童は体位性（起立性）蛋白尿を合併することも多く[6]，無症候性血尿・蛋白尿を呈し，糸球体腎炎との鑑別が難しいことがある。

4. 紹介基準を満たさない場合の対応

　紹介基準を満たさない場合にも，その後に尿所見が悪化することがあるため，引き続き定期観察を行う。具体的には，尿沈渣（赤血球円柱，顆粒円柱など），蛋白尿に注意して，血尿発見後の1年間は3ヵ月ごと，その後は1年に1〜2回の経過観察が望ましい[1,2]。

【文　献】

1. 学校検尿のすべて　令和2年度改訂．公益財団法人日本学校保健会，2021.
2. 日本小児腎臓病学会編．小児の検尿マニュアル　改訂第2版—検尿にかかわるすべての人のために—．診断と治療社，2022.
3. 日本小児泌尿器科学会学術委員会．小児膀胱尿管逆流（VUR）診療手引き2016．日小児泌会誌．2016; 25: 122-169.
4. Fujita N, Uemura O, Harada R, et al. Ultrasonographic reference values and a simple yet practical formula for estimating average kidney length in Japanese children. Clin Exp Nephrol. 2022; 26: 808-818.
5. Wang RF, Zhou CZ, Fu YQ, et al. Nutcracker syndrome accompanied by hypertension: a case report and literature review. J Int Med Res. 2021; 49: 1-7.
6. Mazzoni MB, Kottanatu L, Simonetti GD, et al. Renal vein obstruction and orthostatic proteinuria: a review. Nephrol Dial Transplant. 2011; 26: 562-565.

BQ 17　小児の血尿患者に対して小児腎臓医として腎疾患を鑑別するための検査は何か？

要　約　腎疾患が疑われて紹介となった場合には，腎機能の詳細な評価を行いつつ鑑別を行っていく。まずは非侵襲的な腹部超音波検査によって器質的疾患の除外を行う。また，核医学検査や排尿時膀胱尿道造影なども必要に応じて施行する。糸球体疾患が疑われる場合には適応を見極めて腎生検を行う。

【解　説】

1．血液検査

① 腎機能の詳細な評価

小児CKD（慢性腎臓病）対策委員会では日本人小児の血清クレアチニン，シスタチンC，β_2ミクログロブリンの基準値を公表している（**表15**，**16**，BQ 15の表13）[1-3]。これらの表を参考にして推定糸球体濾過量（eGFR）を求めることが可能である。

各パラメーターを用いたeGFRの解釈での注意点を以下に述べる。

クレアチニン

低出生体重児，重症心身障害児など，年齢相当の体格（筋肉量）でない場合には血清クレアチニン値が低くなるため，eGFRを過大評価する可能性がある。また，クレアチニンは少量であるが尿細管からの分泌があり，特に腎機能低下時には尿細管からの分泌が増加することが知られている。したがって，軽度の腎機能低下では血清クレアチニン値は上昇しないこともあり，初期の腎機能低下を見逃す恐れがある[4]。

シスタチンC

甲状腺機能亢進症，ステロイド薬使用時には上昇し，甲状腺機能低下症，HIV感染症，シクロスポリン使用時には低下する。

β_2ミクログロブリン

感染症などの炎症性疾患，悪性腫瘍，自己免疫疾患，甲状腺機能亢進症では上昇し，甲状腺機能低下症では低下する。

② その他の血液検査

総蛋白，アルブミン

蛋白尿がある患者で低アルブミン血症を認める場合は，蛋白漏出に伴い低蛋白血症を起こしている可能性が高く，重要である。ネフローゼ症候群や慢性糸球体腎炎において疾患がより進行した際にみられることがある。

総コレステロール

ネフローゼ症候群では肝臓でアルブミン合成の亢進に伴い脂質や脂質関連蛋白質の合成にも変化が生じることで，血清コレステロール値は高値を示す。

補体（C3，C4）

補体の関連する疾患では，疾患の活動性が上昇するときに補体の消費が亢進し低値となるため，疾患活動性の指標として重要である。C3は補体第2経路，C4は古典経路またはレクチン経路の活性化により低値となる。血清補体価の低下を認める場合には，溶連菌感染後急性糸球体腎炎（APSGN），膜性増殖性糸球体腎炎，C3腎症，ループス腎炎などを念頭に置く。

抗核抗体，抗ds-DNA抗体

抗核抗体は全身性エリテマトーデス（SLE）などの自己免疫疾患がある場合に陽性となる。血尿や蛋白尿が陽性で抗核抗体が陽性の場合は，自己免疫疾患に続発した腎臓病を考慮する必要がある。抗ds-DNA抗体は抗核抗体に含まれる自己抗体の一つで，SLE患者血清中に多く検出され，疾患活動性も反映するため，SLEの診断とモニタリングに用いられる。

抗好中球細胞質抗体

抗好中球細胞質抗体（ANCA）は好中球細胞質に対する抗体で，「ANCA関連血管炎」はANCAに関連する疾患の総称である。ANCA関連血管炎には，顕微鏡的多発血管炎，多発血管炎性肉芽腫症，好酸球性多発血管炎性肉芽腫症の3つが含まれる。特に，顕微鏡的多発血管炎は腎障害を発症し，腎不全に陥りやすいが，病初期には顕微鏡的血尿のみしか示さないこともあり，注意が必要である。

HBs抗原，HCV抗体，HIV抗体

肝炎ウイルスとHIVによる腎症が知られている。

表15　日本人小児の血清シスタチンCの基準値

年齢	血清シスタチンC値（mg/L）		
	2.5パーセンタイル	50パーセンタイル	97.5パーセンタイル
3〜5ヵ月	0.88	1.06	1.26
6〜11ヵ月	0.72	0.98	1.25
12〜17ヵ月	0.72	0.91	1.14
18〜23ヵ月	0.71	0.85	1.04
2〜11歳	0.61	0.78	0.95
	男児	女児	男児	女児	男児	女児
12〜14歳	0.71	0.61	0.86	0.74	1.04	0.91
15〜16歳	0.53	0.46	0.75	0.61	0.92	0.85

日本腎臓学会．CKD診療ガイド2012[1]より改変

表16　日本人小児の血清β_2ミクログロブリンの基準値

年齢	血清β_2ミクログロブリン値（mg/L）		
	2.5パーセンタイル	50パーセンタイル	97.5パーセンタイル
3〜5ヵ月	1.5	1.8	3.2
6〜8ヵ月	1.4	1.8	2.6
9〜11ヵ月	1.3	1.7	3.3
1歳	1.4	1.7	3.1
2歳	1.0	1.5	2.5
3歳	1.0	1.5	2.3
4歳	1.1	1.4	2.5
5歳	1.1	1.4	2.3
6歳	1.1	1.4	2.3
7歳	1.0	1.4	2.1
8歳	1.0	1.4	2.5
9歳	1.0	1.4	2.1
10歳	0.9	1.3	1.9
11歳	1.0	1.3	2.3
12歳	1.0	1.3	1.8
13歳	1.0	1.3	1.8
14歳	0.9	1.3	2.0
15歳	0.8	1.2	1.8
16歳	0.8	1.2	1.8
全年齢	1.0	1.4	2.3

Ikezumi Y, et al. Clin Exp Nephrol 2013; 17: 99–105[2]より改変

B型またはC型肝炎ウイルス（HBV，HCV）による腎症では，組織学的に膜性増殖性糸球体腎炎や膜性腎症が多いとされる．HIV腎症はHIV感染後どの段階でも起こりうるとされる．また，AIDS未発症で強力な多剤併用療法によりHIV-RNAが消失した状態であっても腎症を認めることがあるため，注意が必要である．

2．画像検査

① 腹部超音波検査

腹部超音波検査は放射線被ばくがなく非侵襲的であるため，画像検査の第一選択となる．エコープローブは5MHz以上のコンベックス型，またはリニア型を用いる．新生児，乳児に対して検査を行う場合にはリニア型プローブの併用が望ましい．

腎臓では腎の形態について左右差や萎縮，腫大，実質輝度の上昇，腎髄質への石灰沈着や結石，囊胞や腫瘤性病変，腎盂・腎杯の拡張，腎内血管の異常拡張などについて観察する．小児の腎臓は成長過程にあるため，年齢によって腎の大きさや輝度が変化することに注意する．腎長径は身長と有意な正の相関関係にあり[5]，腎長径が平均値−2.0SD以下，または左右差が1cm以上ある場合には低形成腎また

は腎腫大が疑われる（BQ 16 の表14）[6]。また腎実質の輝度に関しては，出生直後の腎皮質の輝度は高めで髄質が目立つ。しかし，通常1歳時には腎皮質の輝度は低エコー化し，成人とほぼ同程度に変化しているため，この時期に輝度が高いようであれば腎実質障害を疑う。

腎盂・腎杯の拡張がみられる場合には，尿路の通過障害に伴って腎盂内圧が高くなっているのか，緊満感なく腎盂が引き伸ばされているだけなのかを区別する必要がある。小児では先天的な腎盂尿管移行部狭窄による水腎症の可能性が高いが，腎盂から連続して尿管まで拡張が及んでいる場合には，膀胱尿管逆流や尿管膀胱移行部狭窄が疑われる。また腎盂の拡大が高度でSFU（Society for Fetal Urology, BQ 16 の図7参照）分類3度以上の場合は，尿路通過障害の程度を評価するために，後述する核医学検査を考慮する。

膀胱では壁肥厚や腫瘍性病変，結石の有無をチェックする。

② 腹部単純X線写真

血尿に加えて側腹部痛などを伴い腎・尿路結石症が疑われる場合は，腹部単純X線写真（kidney, ureter and bladder: KUB）撮影を考慮する。尿路結石の診断精度は，成人の報告において感度44〜77％，特異度80〜87％と高くはないものの[7]，結石の成分についてX線透過性の鑑別が可能であり，また尿路結石の経過観察にも有用である[8,9]。

③ 核医学検査

腎尿路疾患に対する核医学検査には腎静態シンチグラフィと腎動態シンチグラフィの2種類がある。

腎静態シンチグラフィ

用いられる核種は^{99m}Tc-dimercaptosuccinic acid（DMSA）である。腎皮質の描出に優れており，腎形態，腎瘢痕，腎皮質機能の評価が可能である。

腎動態シンチグラフィ

用いられる核種は^{99m}Tc-diethylenetriamine pentaacetic acid（DTPA），^{99m}Tc-mercaptoacetyl-triglycine（MAG3）である。DTPAは糸球体濾過物質であり，糸球体濾過量，分腎機能の評価に優れている。一方，MAG3は近位尿細管分泌物質で有効腎血漿流量を測定できる。また，MAG3はDTPAに比して鮮明な画像を得ることができるため，小児において有用である。分腎機能評価や水腎症などの尿路通過障害の程度を評価する目的で行う。

④ 排尿時膀胱尿道造影

排尿時膀胱尿道造影（voiding cystourethrography: VCUG）は透視装置を用いて行う検査で，膀胱尿管逆流，膀胱形態，尿道形態を評価する際に使用する。繰り返す尿路感染症のために膀胱尿管逆流，神経因性膀胱，後部尿道弁などが疑われる場合に施行する。

3．腎生検

腎生検の適応は**表17**を参考に決定する[10,11]。基本的に血尿単独陽性では適応とならない。特に，非糸球体性血尿であれば，腫瘍や結石がないかを画像検索することが重要である。一方，血尿・蛋白尿両者陽性の場合には，糸球体疾患で治療対象となる可能性が高いため，腎生検の積極的な適応となる。高血圧合併例では血圧をコントロール後に施行し，腎機能低下例では早めに施行する。

腎生検は通常，超音波ガイドのもとで経皮的に行う。ただし，**表18**のような病態では高リスクと考えられており[11]，治療方針を決定する上で生検が必要と判断した場合には，開放腎生検を考慮する。

4．遺伝学的検査

腎不全の家族歴に加え，持続性の顕微鏡的血尿が認められる場合にはAlport症候群が鑑別疾患となる。Alport症候群では発熱時などに肉眼的血尿を伴うことがある。さらに難聴や眼病変がみられれば診断上有用である。Alport症候群が疑われる患者においては遺伝学的検査が考慮される[12]。2020年3月5日からAlport症候群に対する遺伝学的検査が保険適用となった[13]。

【文　献】

1. 日本腎臓学会編．CKD診療ガイド2012．東京医学社，2012.
2. Ikezumi Y, Honda M, Matsuyama T, et al. Establishment of a normal reference value for serum β_2 microglobulin in Japanese children: reevaluation of its clinical usefulness. Clin Exp Nephrol. 2013; 17: 99–105.
3. Uemura O, Honda M, Matsuyama T, et al. Age, gender, and body length effects on reference serum creatinine levels determined by an enzymatic method in Japanese children: a multicenter study. Clin Exp Nephrol. 2011; 15: 694–699.
4. Shemesh O, Golbetz H, Kriss JP, et al. Limitations of creatinine as a filtration marker in glomerulopathic patients. Kidney Int. 1985; 28: 830–838.
5. Dinkel E, Ertel M, Dittrich M, et al. Kidney size in childhood. Sonographical growth charts for kidney length and volume. Pediatr Radiol. 1985; 15: 38–43.
6. Fujita N, Uemura O, Harada R, et al. Ultrasonographic reference values and a simple yet practical formula for estimating average kidney length in Japanese children. Clin Exp Nephrol. 2022; 26: 808–818.

表17　小児における腎生検の適応

1. 検尿異常（無症候性血尿・蛋白尿） 　1）血尿単独陽性例：原則適応なし，腎不全の家族歴がある場合に考慮 　2）蛋白尿単独陽性例：早朝第一尿の尿蛋白/クレアチニン比0.5 g/gCr以上が 　　持続する場合など 　3）血尿・蛋白尿両者陽性例：原則適応
2. ネフローゼ症候群 　1）血尿，高血圧，低補体血症，腎機能低下例 　2）ステロイド薬抵抗性 　3）先天性ネフローゼ症候群疑い例
3. 急性腎障害 　原因不明の腎実質障害が対象。手術やショックなどの二次性の腎不全は除く
4. 全身性疾患に伴う腎病変 　1）全身性エリテマトーデス（SLE）：原則全例適応 　2）紫斑病性腎炎（IgA血管炎関連腎炎：IgAVN）：高血圧，腎機能低下，ネフロー 　　ゼ症候群など 　3）その他：腎合併症を有する膠原病や血管炎症候群など
5. その他 　1）移植腎：プロトコールとエピソード生検 　2）薬剤性腎障害評価：カルシニューリン阻害薬使用例など

日本小児腎臓病学会. 小児腎臓病学改訂第2版[10]，日本腎臓学会腎生検検討委員会. 腎生検ガイドブック2020[11] より作表

表18　小児の経皮的腎生検における高リスク病態

1. 管理困難な出血傾向 2. 片腎（移植腎は除く），馬蹄腎 3. 囊胞腎（大きな単囊胞，多発性腎囊胞） 4. 水腎症 5. 管理困難な全身合併症（敗血症，重度高血圧症など） 6. 腎実質内感染症（腎膿瘍，急性腎盂腎炎）を合併 7. 腎動脈瘤を合併 8. 高度の萎縮腎 9. 生検部位の皮膚感染症

日本腎臓学会腎生検検討委員会. 腎生検ガイドブック2020[11] より改変

7. Heidenreich A, Desgrandschamps F, Terrier F. Modern approach of diagnosis and management of acute flank pain: review of all imaging modalities. Eur Urol. 2002; 41: 351-362.

8. Kennish SJ, Bhatnagar P, Wah TM, et al. Is the KUB radiograph redundant for investigating acute ureteric colic in the non-contrast enhanced computed tomography era? Clin Radiol. 2008; 63: 1131-1135.

9. Sourtzis S, Thibeau JF, Damry N, et al. Radiologic investigation of renal colic: unenhanced helical CT compared with excretory urography. AJR Am J Roentgenol. 1999; 172: 1491-1494.

10. 日本小児腎臓病学会編. 小児腎臓病学 改訂第2版. 診断と治療社，2017.

11. 日本腎臓学会腎生検ガイドブック改訂委員会編. 腎生検ガイドブック2020. 東京医学社，2020.

12. 日本小児腎臓病学会編. アルポート症候群診療ガイドライン2017. 診断と治療社，2017.

13. 公益財団法人かずさDNA研究所 かずさ遺伝子検査室. 遺伝学的検査リスト.
https://www.kazusa.or.jp/genetest/test_insured.html

BQ 18　蛋白尿を伴う小児の顕微鏡的血尿において腎生検で同定される病態とそれらの割合は？

要約　蛋白尿を伴う小児の顕微鏡的血尿ではIgA腎症の割合が高く，以下，紫斑病性腎炎（IgA血管炎関連腎炎：IgAVN），非IgA沈着型メサンギウム増殖性腎炎，膜性増殖性糸球体腎炎，ループス腎炎，Alport症候群などが続く。ネフローゼレベルの蛋白尿を伴う場合は，巣状分節性糸球体硬化症（focal segmental glomerulosclerosis: FSGS），膜性腎症，微小変化群と診断されることもある。

【解　説】

蛋白尿を伴う小児の顕微鏡的血尿例の腎生検結果は8編の論文で報告されている[1-8]。韓国の10年間の学校検尿の報告では，血尿と蛋白尿を呈した小児429例の腎生検結果はIgA腎症45%，非IgA沈着型メサンギウム増殖性腎炎20%，紫斑病性腎炎（IgAVN）5%，膜性増殖性糸球体腎炎4%の順であった[1]。他の報告でも，IgA腎症，非IgA沈着型メサンギウム増殖性腎炎，Alport症候群のほか，微小糸球体変化も報告されている[2-8]。日本腎臓学会の腎生検レジストリー（J-RBR）のデータでは，2007～2017年における15歳未満の小児の腎生検は3,463件で，固有腎では一次性糸球体疾患（IgA腎症以外），IgA腎症，IgAVN，ループス腎炎の順に多かった[9]。これは血尿のない患者を含むデータであり，血尿と蛋白尿を呈する小児の腎生検結果としてはIgA腎症以下の疾患が該当すると考えられる。

以上より，蛋白尿を伴う小児の顕微鏡的血尿ではIgA腎症，非IgA沈着型メサンギウム増殖性腎炎，IgAVNなどが多く，膜性増殖性糸球体腎炎，ループス腎炎，Alport症候群などもまれではない。

ネフローゼレベルの蛋白尿を伴う顕微鏡的血尿例における腎生検結果は3編の論文で報告されている[1-3]。上述の韓国の学校検尿の報告のうち，121例がネフローゼレベルの蛋白尿と血尿を呈し，腎生検結果はIgA腎症42%，非IgA沈着型メサンギウム増殖性腎炎13%，FSGS10%，IgAVN7%，微小変化群3%であった[1]。クロアチアの10年間のレジストリーでは10例中5例がIgAVNで，IgA腎症，膜性腎症が2例ずつ，Alport症候群が1例であった[3]。これらの報告における病理診断での疾患の割合の差異には，検尿異常の発見契機の違いも一部影響していることが考えられる。

以上をまとめると，ネフローゼレベルの蛋白尿を伴う小児の顕微鏡的血尿の病理診断にはIgA腎症，IgAVN，非IgA沈着型メサンギウム増殖性腎炎，Alport症候群のほか，FSGS，膜性腎症，微小変化群などが含まれる。

今後の課題として，腎生検でこれらの疾患が診断されることを踏まえ，蛋白尿を伴う小児の顕微鏡的血尿に対する腎生検の具体的な適応基準を検討することが望まれる。そのためには，腎生検診断による腎予後の改善（益）と腎生検に伴う合併症（害）の検討が必要である。一般的には糸球体性血尿と蛋白尿の両方を認める場合は腎生検の適応とされているが[10]，どの程度の蛋白尿がどの程度の期間持続すれば腎生検による診断に基づいた治療介入により腎予後が改善されるのかについての知見は乏しい。小児の腎生検に伴う合併症については，本邦の小児腎疾患診療施設に対するアンケート調査（2015～2017年）で，肉眼的血尿が5.5%にみられ，膀胱洗浄を要したものが0.5%，塞栓術を要したものが0.03%で，腎摘例や死亡例はなかったと報告されている[11]。これらの益と害のバランスを考慮し，また，合併症についてはその危険因子も明らかにすることにより，より精緻で安全な腎生検の適応基準が策定されることが望まれる。

【文　献】

1. Cho BS, Hahn WH, Cheong HI, et al. A nationwide study of mass urine screening tests on Korean school children and implications for chronic kidney disease management. Clin Exp Nephrol. 2013; 17: 205-210.
2. Piqueras AI, White RH, Raafat F, et al. Renal biopsy diagnosis in children presenting with haematuria. Pediatr Nephrol. 1998; 12: 386-391.
3. Arapović A, Vukojević K, Filipović N, et al. Epidemiology of 10-year paediatric renal biopsies in the region of southern Croatia. BMC Nephrol. 2020; 21: 65.
4. Túri S, Visy M, Vissy A, et al. Long-term follow-up of

patients with persistent/recurrent, isolated haematuria: a Hungarian multicentre study. Pediatr Nephrol. 1989; 3: 235-239.

5. Zhai Y, Xu H, Shen Q, et al. Renal histological features of school-age children with asymptomatic haematuria and/or proteinuria: a multicenter study. Nephrology (Carlton). 2014; 19: 426-431.

6. Lee JH, Choi HW, Lee YJ, et al. Causes and outcomes of asymptomatic gross haematuria in children. Nephrology (Carlton). 2014; 19: 101-106.

7. Park YH, Choi JY, Chung HS, et al. Hematuria and proteinuria in a mass school urine screening test. Pediatr Nephrol. 2005; 20: 1126-1130.

8. Nie S, He W, Huang T, et al. The Spectrum of Biopsy-Prov-en Glomerular Diseases among Children in China: A National, Cross-Sectional Survey. Clin J Am Soc Nephrol. 2018; 13: 1047-1054.

9. Urushihara M, Sato H, Shimizu A, et al. the Clinical and histological features in pediatric and adolescent/young adult patients with renal disease: a cross-sectional analysis of the Japan Renal Biopsy Registry (J-RBR). Clin Exp Nephrol. 2021; 25: 1018-1026.

10. 平本龍吾. 腎生検の実際. 日本小児腎臓病学会編. 小児腎臓病学 改訂第2版. 診断と治療社, 2017, p.122-127.

11. 松本真輔. 腎生検の合併症. 日本腎臓学会腎生検ガイドブック改訂委員会編. 腎生検ガイドブック2020. 東京医学社, 2020, p.90.

III

血尿マススクリーニングの妥当性

BQ 19 健診，検診における血尿スクリーニングは妥当か？

ステートメント

特定健診において尿潜血による血尿スクリーニングを実施することには，男性において陽性者の死亡リスクが高いことや，費用対効果にきわめて優れることが示されていることなどから，その妥当性が示唆されている。

公的に行われる予防目的の対策型検診として尿潜血による血尿スクリーニングを実施することは，主たる対象疾患である膀胱癌やIgA腎症について集団の死亡率減少効果を示す報告がなく，現時点では妥当ではない。

【解　説】

　本項では成人を対象とした健診・検診について解説する。

　血尿は尿の色調変化で気付かれる肉眼的血尿と，尿試験紙法による尿潜血反応で疑われ，尿沈渣で診断される顕微鏡的血尿とに分類される。健診では尿試験紙法により血尿スクリーニングが行われる。健診における尿検査は，1972年から労働安全衛生法による職域健診，1983年から老人保健法による健康診査で，年1回の定期検査の実施項目として義務づけられてきているが，尿潜血検査については老人保健法の健康診査で必須項目とされていた。しかし2008年における老人保健法の高齢者医療確保法への改正で開始された特定健診では，尿蛋白と尿糖のみが必須項目とされ，尿潜血は必須項目から除外された。一方で，一部の保険者（特定健診実施主体）によって自主的に実施されているという実態がある（尿潜血実施率38％）[1]。

　健診受診者において血尿を認めた者の割合は，男性で3.5％，女性で12.3％であり，加齢とともに上昇しているという報告がある[2,3]。また，男性の尿潜血陽性者は全死因による死亡率や心血管病による死亡率が高いという報告[1,4]があり，早期診断・早期治療による死亡リスク減少の余地がある。

　顕微鏡的血尿は自覚症状がなく，健診や外来・入院の検査で偶然発見されることが多い。その多くは特別な治療を必要としない無症候性血尿であるが，一部の患者にはIgA腎症や膀胱癌などの重篤な疾患が発見されることもある。尿試験紙法は簡便かつ安価であり，無症状の患者を早期発見して適切な治療へつなげることに寄与できる可能性があることから，これらの疾患を対象とした尿試験紙法による血尿のスクリーニングは，スクリーニング実施の原則[5]，すなわち，① 健康問題としての重要性，② 適切な治療法の存在，③ 診断治療施設の存在，④ 潜伏・無症候期の存在，⑤ スクリーニング検査法の存在，⑥ スクリーニング検査法の社会的受容，⑦ 疾病の自然史の理解，⑧ 治療開始基準の存在，⑨ 費用対効果，⑩ 事業の継続性，から大きく外れないと考えられる。

　健常人を対象とするスクリーニングでは過剰診断や検査・治療の費用などが不利益として指摘されることがある。わが国の医療保険制度に系統的な医療経済評価が導入されたという背景もあり，最近では診療ガイドラインにおいても費用対効果分析を含む医療経済評価についての方針を示すことが求められている[6]。特定健診における腎機能検査項目については，早い段階から医療経済評価[7,8]が加味され，必須項目から除外されていた血清クレアチニン検査が，医師の判断に基づき選択的に実施する項目になったという経緯がある。

　特定健診において尿潜血検査を追加的に実施することに関しては，医療経済評価の報告がある[9]。この報告では現行の特定健診において，① 尿検査に尿潜血検査を追加する場合（尿潜血実施率100％）と，② 現状維持の場合（尿潜血実施率38％）の2つの選択肢について費用対効果分析を行っている。尿潜血検査追加のメリットとして，現行の尿蛋白検査では発見されない無症状のIgA腎症と膀胱癌の患者を早期にかつ早期ステージの段階で発見が可能という仮定の下で，特定健診における尿潜血検査の必須項目化は，質調整生存年（quality-adjusted life-year: QALY）でみた正の増分効果（健康寿命の延伸）と，両疾患の診断から治療にかかる費用の現在価値換算でみた負の増分費用が得られ，「費用節約的」という費用対効果にきわめて優れる結果が示されている。これは特定健診において尿潜血検査を必須項目化することが，限りある資源の配分という観点か

ら正当化できることを示唆している。

　特定健診を含む健診は，健康状態や危険因子の把握を通じた疾患の予防と早期発見・早期治療へつなげることを目的とするものであるが，検診，特に対策型検診は対象集団全体の死亡率の低下を目的として行われるもので，わが国では5種類のがん検診が実施されている。膀胱癌を対象疾患とする尿潜血による血尿スクリーニングについては，集団の死亡率低下効果を示す報告は，国内外のいずれからもない。また，IgA腎症を対象疾患にした場合も同様で，集団の死亡率低下効果を示す報告はない。

　以上から，健診・検診における血尿スクリーニングの実施については，対策型検診としての実施の妥当性を示唆する知見はない一方で，特定健診において尿潜血検査を追加的に実施することや，さらに尿潜血を必須項目化することに関しては，その妥当性を示唆する知見がある。ただし，これらの知見は主にコホート研究や経済モデリングによるものであり，妥当性を確立するためにはさらなる研究成果の蓄積が必要である。

【検索式】

　PubMedと医中誌で1990～2021年の期間で検索した（キーワード：hematuria, or dipstick hematuria test, or mass screening）。

【文　献】

1. Iseki K, Konta T, Asahi K, et al. Association of dipstick hematuria with all-cause mortality in the general population: results from the specific health check and guidance program in Japan. Nephrol Dial Transplant. 2018; 33: 825–832.
2. Iseki K, Iseki C, Ikemiya Y, et al. Risk of developing end-stage renal disease in a cohort of mass screening. Kidney Int. 1996; 49: 800–805.
3. Iseki K. Evidence for asymptomatic microhematuria as a risk factor for the development of ESRD. Am J Kidney Dis. 2012; 60: 12–14.
4. Iseki K, Konta T, Asahi K, et al. Higher cardiovascular mortality in men with persistent dipstick hematuria. Clin Exp Nephrol. 2021; 25: 150–156.
5. Wilson JMG, Jungner G. Principles and practice of screening for disease. WHO. Public Health Papers No. 34, 1968. https://apps.who.int/iris/bitstream/handle/10665/37650/WHO_PHP_34.pdf
6. Minds診療ガイドライン作成マニュアル編集委員会編. Minds診療ガイドライン作成マニュアル2020 ver. 3.0. 2020.
7. Kondo M, Yamagata K, Hoshi SL, et al. Cost-effectiveness of chronic kidney disease mass screening test in Japan. Clin Exp Nephrol. 2012; 16: 279–291.
8. Kondo M, Yamagata K, Hoshi SL, et al. Budget impact analysis of chronic kidney disease mass screening test in Japan. Clin Exp Nephrol. 2014; 18: 885–891.
9. Okubo R, Hoshi SL, Kimura T, et al. Cost-effectiveness of mass screening for dipstick hematuria in Japan. Clin Exp Nephrol. 2022; 26: 398–412.

IV

新型コロナワクチンと血尿

2020年より世界的に感染拡大している重症急性呼吸器症候群コロナウイルス-2（新型コロナウイルス）に対して，本邦ではワクチン接種が急速に進んでいる。このワクチン接種は新型コロナウイルス感染症（COVID-19）の発症と重症化の予防に高い有効性を示してきた。一方で，ワクチン接種による副反応の報告が蓄積されるようになり，ワクチン接種後に腎炎が再発・再燃する症例があることも明らかになってきている[1]。その中でも，IgA腎症に関する報告が多く，ワクチン接種後に尿が赤くなる（コーラ色や紅茶色），いわゆる「肉眼的血尿」症例の報告が世界的に散見されている[2]。

日本腎臓学会・厚生労働省「難治性腎障害に関する調査研究」IgA腎症ワーキンググループ合同研究班は2021年6月，ワクチン接種後の肉眼的血尿の発生率と臨床経過を明らかにするため，日本腎臓学会評議員を対象にアンケート調査を実施し，27例の肉眼的血尿出現例を確認した[3]。この調査により，① 血尿を呈した症例は全てmRNAワクチン接種後であること，② 症状出現には性差があり女性に多いこと，③ 遷延する腎機能障害を認める症例はごく一部であり，大部分の症例は一過性の尿所見増悪に留まること，などが明らかになった。また，血尿を呈した27例の約7割はIgA腎症の既診断例である一方，残りの約3割ではこれまでは軽微な尿所見（尿潜血±）程度で経過していた症例であった。

ワクチン接種後に肉眼的血尿を呈する詳細な機序や経過は不明であるため，現在ワクチン接種後に肉眼的血尿を呈した患者の腎予後に関する前向き観察研究が上記ワーキンググループにより進行中である。順天堂大学附属順天堂医院と同浦安病院で新型コロナワクチン接種後に肉眼的血尿を認めた症例の中間解析では，mRNAワクチン接種後の症例のみで認めることや，女性により多く認めることなど，先行調査で認められた特徴と違いはなかった。また2回目のワクチン接種後に肉眼的血尿の出現が多く，血尿を複数回認める症例が存在することもわかった。さらに，約半数の症例で新規に腎生検を行ったところ，全例でIgA腎症と診断された。今回の研究対象者では約7割が未診断の症例で，そのうちの75％の症例で尿所見異常の既往があったが，大部分の症例で肉眼的血尿は数日以内に消失し，深刻な進行性の腎機能障害に至った症例は存在しなかった。以上より，今回の新型コロナワクチンによる変化は一過性であり，これまで未診断の症例やsub-clinicalの状態にあった症例が今回のエピソードにより顕在化した可能性が考えられた（現在論文投稿中）。前向き観察研究は現在も進行中であり，結果が待たれる。

一般的に，肉眼的血尿を認めた場合は泌尿器科で受診することが多いと考えられるが，新型コロナワクチン接種後に肉眼的血尿を認めた場合，腎炎である可能性が高いため，腎臓内科で受診し，専門医の判断を仰ぐ必要がある。また，腎臓専門医がワクチン接種後の肉眼的血尿症例を経験した際には，IgA腎症の存在を疑い，診断・治療に臨む必要がある。

【文　献】

1. Li NL, Coates PT, Rovin BH. COVID-19 vaccination followed by activation of glomerular diseases: does association equal causation? Kidney Int. 2021; 100: 959-965.
2. Wu HHL, Kalra PA, Chinnadurai R. New-onset and relapsed kidney histopathology following COVID-19 vaccination: A systematic review. Vaccines（Basel）. 2021; 9: 1252.
3. Matsuzaki K, Aoki R, Nihei Y, et al. Gross hematuria after SARS-CoV-2 vaccination: questionnaire survey in Japan. Clin Exp Nephrol. 2022; 26: 316-322.

索 引

血尿診断ガイドライン 2023

2023 年 6 月 30 日　発行
2024 年 5 月 15 日　第 2 刷

編集　血尿診断ガイドライン改訂委員会
　　　一般社団法人日本腎臓学会　　　　　　一般社団法人日本泌尿器科学会
　　　一般社団法人日本小児腎臓病学会　　　公益社団法人日本医学放射線学会
　　　一般社団法人日本臨床検査医学会　　　一般社団法人日本臨床衛生検査技師会

発行　ライフサイエンス出版株式会社
　　　　〒156-0043　東京都世田谷区松原 6-8-7
　　　　TEL. 03 (6275) 1522
　　　　https://www.lifescience.co.jp

印刷　三報社印刷株式会社

Ⓒ 日本腎臓学会，日本泌尿器科学会，日本小児腎臓病学会，日本医学放射線学会，
　日本臨床検査医学会，日本臨床衛生検査技師会
ISBN 978-4-89775-464-2 C3047

JCOPY 〈(社) 出版者著作権管理機構 委託出版物〉
本書の無断複写は著作権法上での例外を除き禁じられています。複写される場合は，そのつど事前に，
出版者著作権管理機構（電話 03-5244-5088，FAX 03-5244-5089，e-mail：info@jcopy.or.jp）の許諾
を得てください。